# ESSENTIAL ATLAS OF SPINAL FIXATION

## (Second Edition)

# 简明脊柱内固定图谱

## （第2版）

主　编　菅凤增

副主编　陈　赞　吴　浩　李维新　王兴文

编　者　（以姓氏笔画为序）

王　凯　王作伟　刘振磊　关　健

江　伟　张　璨　段婉茹　姚庆宇

科学出版社

北　京

# 内 容 简 介

本书共分 13 章。第 1~3 章介绍了脊柱内固定螺钉、脊柱内固定生物力学基础及脊柱稳定性的影像学评价,第 4~9 章分别阐述了脊柱内固定的临床常用方法,第 10、11 章分别讲述了脊柱创伤、脊柱肿瘤的处理,第 12、13 章讲述了脊柱外固定支具及植骨融合等技术。本书是编者所在神经脊柱外科团队多年经验及积攒病例的总结,对于推动国内脊柱外科的发展具有重要意义。

全书图片精美、语言简明,是神经外科、骨科医师不可多得的重要参考用书。

**图书在版编目(CIP)数据**

简明脊柱内固定图谱/菅凤增主编.—2 版.—北京:科学出版社,2018.12
ISBN 978-7-03-058926-2

①简⋯ Ⅱ.①菅⋯ Ⅲ.①脊柱-外科手术-固定术-图谱 Ⅳ.R681.5-64

中国版本图书馆 CIP 数据核字(2018)第 218320 号

责任编辑:于 哲 / 责任校对:李 影
责任印制:赵 博 / 封面设计:龙 岩

科 学 出 版 社 出版

北京东黄城根北街 16 号
邮政编码:100717
http://www.sciencep.com

三河市春园印刷有限公司 印刷

科学出版社发行 各地新华书店经销

2014 年 11 月第 一 版 由人民军医出版社出版
2018 年 12 月第 二 版 开本:787×1092 1/16
2019 年 10 月第二次印刷 印张:20
字数:668 000

定价:145.00 元
(如有印装质量问题,我社负责调换)

# 主编简介

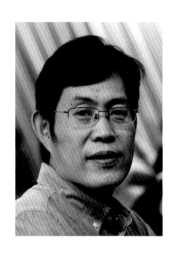

　　菅凤增　主任医师,教授,博士生导师,首都医科大学宣武医院神经外科副主任、神经脊柱外科主任。1990年毕业于山东医科大学(山东大学医学院),1997年在罗马大学学习,2002年获得神经外科临床医学博士学位。2004年回国后应邀加入首都医科大学宣武医院神经外科,并于2005年创建了国内第一个神经脊柱外科专业。工作中一直秉承创新精神,并将"微创"与"安全"贯彻始终。与此同时,在国内连续举办多期脊柱显微外科及内固定技术学习班,培养了大批神经脊柱外科人才。因其在推动我国神经脊柱外科领域的发展所取得的成绩,2008年获得"王忠诚青年神经外科医师奖"。2013年获"北京优秀中青年医师"奖。担任社会职务:中国医师协会神经外科分会脊柱脊髓专家委员会主任委员、中华医学会神经外科分会脊柱脊髓学组副组长、亚太地区颈椎学会执行委员、中华医促会骨科分会脊柱内镜专业委员会副主任、国际神经外科联合会(World Federation of Neurological Surgery)脊柱委员会委员。

# 第2版前言

当今技术发展日新月异,尤其在脊柱外科领域,如腰椎腹膜后侧方入路治疗腰椎管狭窄、腰椎滑脱及腰椎畸形的矫形等,较传统技术相比,其优势逐渐为临床医生及患者认可和接受。腰椎皮质骨通道螺钉技术,除经皮螺钉技术之外,提供了另一种同时可以减压及固定的微创技术,对于合并严重骨质疏松、需要内固定的患者,多了一种选择。《简明脊柱内固定图谱》(第1版)出版后,深受广大同行及读者的欢迎,并多次加印。应广大读者及同行的要求,我们在第2版中,增加了近年来的临床出现的一些新技术,同时,将临床中逐渐改进的技术一并呈献给大家,如寰枢椎脱位的直接后路复位技术等,同时完善了脊柱创伤及脊柱肿瘤治疗原则等章节。

在《简明脊柱内固定图谱》(第2版)即将出版之际,我们首先感谢广大读者及同行的厚爱,指出了第一版中的错误及不足之处,我们一一作了修改,但由于水平及能力所限,一定还会发现一些新的问题,希望大家继续批评指正。

菅凤增

# 第1版序一

脊柱外科手术中,对脊髓和神经组织进行减压及维护脊柱稳定是手术不可分割的两个方面。一般认为,脊柱外科作为一个交叉学科,神经外科医师更专注减压,而骨科医师更注重固定。

由于多种原因,国内神经脊柱外科发展相对滞后,随着理念的不断更新及亚专科专业设置的不断完善,参与脊柱脊髓手术的神经外科医师越来越多,病种也从单纯的脊髓肿瘤拓展到脊柱退行性疾病、外伤、畸形等方面。即使是脊髓肿瘤的治疗,由于肿瘤引起的骨质破坏、手术中椎板切除等都有可能引起脊柱不稳,单纯肿瘤切除而忽视脊柱的内固定已经远远不能满足治疗的要求。因此,神经外科医师从硬脊膜内走向硬脊膜外,积极开展脊柱内固定技术是目前我国神经外科开展脊柱脊髓手术的当务之急。早年椎弓根螺钉面世之初,美国骨科界曾反对神经外科医师使用脊柱内固定及融合技术,但随着理念的不断更新及对疾病认识的不断深入,这种保守力量逐渐退去,越来越多的人认识到,在脊柱脊髓疾病的治疗中,神经外科与骨科的合作远远大于分歧,单纯骨科或单纯神经外科都不能成为独立的脊柱外科。如今欧美国家的骨科医师也在强调显微(微创)减压,而神经外科医师也能得心应手地进行脊柱内固定,甚至参与设计改良了许多内固定技术,如枕-颈固定、颈椎病前路手术中的无切迹螺钉、人工椎间盘等。在脊柱微创内固定领域,神经外科更是引领这一技术的发展方向。

近年来,许多神经外科医师勇于开拓,在神经脊柱外科领域取得了长足发展,得到了国内外同行的高度评价。宣武医院神经外科是脊柱领域的佼佼者,成绩令人瞩目。与此同时,他们通过开设大量的学习班和组织会议积极推动国内神经脊柱外科的发展。应运而生的《简明脊柱内固定图谱》是他们工作经验的积累,是国内神经外科第一部有关脊柱内固定的专著,值得祝贺,在此也向有志于神经脊柱外科的广大医师推荐。相信这一著作必将对我国神经脊柱外科的发展起到重要的推动作用。

中国科学院院士

首都医科大学附属天坛医院神经外科教授

2014 年 10 月 16 日

# 第1版序二

当《简明脊柱内固定图谱》这本书在我电脑中呈现时,我真是喜出望外! 没想到这么快就出了图谱!

从 2004 年到现在,还不到 10 年,一个没有脊柱神经外科基础的科室,已然成为中国首屈一指的神经脊柱专科,拥有年手术 700 多例的骄人成绩(只有 13 张床)! 不仅如此,还获得了 3 项实用新型专利和 15 项研究课题,在国际期刊发表 6 篇文章,举办了 19 期学习班和全国大会。如今,这厚厚的一本图谱又放在面前,可以想像这其中付出何等的心血和努力,团队是何等的同心同德!

我心仪脊柱神经外科已 30 多年。且不说我是骨科医生出身,又干了 37 年神经外科,单是我 1982 年留学法国,以后又周游各国,所到之处无不发现在神经外科中脊柱外科的工作如火如荼。心中便一直有个念想,有朝一日一定要在神经外科中建立脊柱外科的亚专业。

菅凤增主任留学意大利 6 年,获得过意大利的博士学位。2004 年回国加盟宣武医院。当我向他描述脊柱外科的蓝图时,他的眼中也充满着期待的光芒。他勤奋好学,心细手巧,善于琢磨,苦于钻研。从解剖、病理、力学、影像一一着手,不仅开展脊髓肿瘤手术,更在脊柱退行性疾病、脊柱脊髓畸形等疾病,从零开始,从一钉一铆、一凿一钻开始,充分发挥显微神经外科的特长,完善了整体的脊柱神经外科,形成了自己的技术优势。如在国内外最早开展并报告了单纯后路复位固定治疗先天性寰枢椎脱位,改变了这类疾病的治疗模式,成为目前治疗这类疾病的主要术式之一。在国内率先开展并报告了颈椎后路椎间孔扩大减压技术、一侧入路双侧减压治疗腰椎管狭窄等微创技术,经皮椎弓根螺钉固定及矫形技术在质量和数量上在国内都处于领先地位。近年来开展的经皮内镜技术进一步完善了我院脊柱神经外科在微创领域的特色与优势。

头颅和脊柱都是包绕中枢神经系统的重要结构,也是发生问题影响神经组织的主要疾病。围绕这些疾病,处理这些结构的病变,自然是神经外科领域中不可或缺的一部分,脊柱内固定是神经外科医生必须掌握的技术和能力。《简明脊柱内固定图谱》正是为了这一需求应运而生。相信这一著作一定能够帮助神经外科医生尽快掌握脊柱内固定技术,并积极推动国内神经外科在这一领域的发展。

菅主任和他的团队所创造的成绩,已成为我们 CHINA-INI 亚专科发展的典范,被称为"脊柱速度",这个速度不仅是手术时间快、技术更新快,更是学科发展快。借助大数据时代的东风、人文关怀的温暖,将使更多病人受益!

中国国际神经科学研究所执行所长

中国医师协会副会长神经外科分会会长

# 第1版前言

脊柱内固定技术是神经脊柱外科的基础,由于多种原因,国内神经外科在这一领域的发展相对缓慢。作为神经外科的重要组成部分,神经脊柱外科近年来在国内有了长足发展,神经外科医师对脊柱外科的兴趣与热情逐年增高。不容置疑,神经脊柱外科必将成为神经外科新的重要发展方向。为了帮助广大神经外科医师尽快掌握脊柱内固定技术,利用更加完善的技术为患者服务,作者编写了这一简明图谱。

由于近年来影像学的快速发展,尤其CT重建技术可以从不同角度更加全面地了解脊柱的骨性解剖,为学习脊柱内固定技术提供了方便。学习脊柱内固定技术需要掌握的关键知识为脊柱骨性解剖及影像学解剖,多数情况下,手术中需要借助X线判断螺钉的位置。因此,本图谱采用实物标本与放射影像相结合,并最终落实到实际病例这样一种更加贴近临床的方式上,直观地将脊柱内固定技术介绍给大家。另外,同样一个位置的螺钉植入方法可能有多种,本书所介绍的是作者临床最常用的方法。单纯从技术角度,相对于脑、脊髓等神经外科手术,脊柱内固定容易得多。但即便如此,由于从头颈交界区,到颈、胸及腰骶椎的解剖及生物力学差异较大,内固定方式方法也不同,因此,认真的学习训练也是十分必要的。

本书既可以作为神经外科、骨科医师学习脊柱内固定的教材,也方便他们在临床工作中参考。本图谱的编写历时多年,所选病例均为作者近年来接诊的手术患者,少部分为外院会诊病例。

另外,学习脊柱内固定技术也需要了解脊柱及内固定的生物力学,同时涉及外支具的使用,这些知识对提高内固定的效果有着重要的意义。

由于作者经验及水平有限,书中的不足之处,欢迎广大读者同仁批评指正,多提宝贵意见,以期进一步提高本书的质量。

编　者

2014 年 9 月

# 目　录

第 1 章

# 脊柱内固定螺钉简介

与钢丝、钛缆、骨钩等相比,螺钉可以提供坚强的内固定,这也有利于最终达到骨性融合。在脊柱内固定中,螺钉已经用于椎弓根、椎弓根峡部、椎板、侧块等固定,枕骨、髂骨等也是螺钉固定常用的位置。

目前的螺钉多为钛材料制成,有良好的抗腐蚀及内在稳定性,同时又有良好的生物相容性。相对以前的不锈钢螺钉,钛金属螺钉更容易疲劳和断裂,但有较好的磁顺应性,术后磁共振检查伪影较小。

## 一、螺钉构成与种类

### (一)螺钉构成

螺钉是由螺杆、螺纹、钉头及螺尾构成(图 1-1)。一般所说的螺钉直径是指螺纹的直径,即最大螺钉直径,而最小直径是螺杆的直径(图 1-2)。

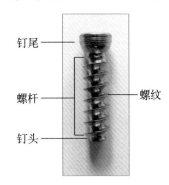

图 1-1　螺钉由螺杆、螺纹、钉头及钉尾构成,U 形尾可用于连接钛棒

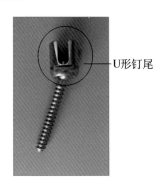

图 1-2　螺钉的直径一般指螺纹的直径,即最大直径(D),最小直径为螺杆的直径(d)

根据不同的用途及不同的生物力学特性,用于脊柱内固定的螺钉分为多种,如自攻螺钉和非自攻螺钉、骨皮质和骨松质螺钉、加压螺钉、中空螺钉、锁紧螺钉等。另外,根据螺钉尾的不同设计及不同的临床用途,可分为单向螺钉、万向螺钉等。各种螺钉有其不同的生物力学特性及不同的植入技术。

### (二)螺钉种类

1. 自攻螺钉与非自攻螺钉(self-tapping and nonself-tapping screws)

(1)自攻螺钉:自攻螺钉与非自攻螺钉是根据螺纹与钉头的不同而区分的,其使用方法也不同。自攻螺钉螺纹锐利,钉头也相对锐,有一定的向前切力;而非自攻螺钉螺纹不那么锐利,钉头也相对平,没有向前的切力。两种螺钉植入前均需要用钻在骨内钻出钉道,自攻螺钉由于钉头及螺纹较锐,可以直接沿钉道拧入;而非自攻螺钉需要在螺钉拧入前在钉道内攻丝,攻丝的直径与螺纹的宽度相对应。

(2)非自攻螺钉:可以取出并重新沿原钉道拧入,理论上讲,非自攻螺钉的抗拔出力度较自攻螺钉稍大。

2. 骨皮质螺钉与骨松质螺钉(cortical and cancellous bone screws)　骨皮质螺钉通常为

非自攻螺钉,螺纹宽度较窄。骨松质螺钉可以是自攻螺钉,也可以是非自攻螺钉。自攻螺钉螺纹一般深而宽,这一特性可以增加螺钉在骨松质内的抗拔出力度(图1-3)。

3．加压螺钉(lag screws)　此类螺钉一般前端有螺纹,而后端没有,这样在拧紧螺钉时,可以拉紧骨折远端部分,有利于骨愈合(图1-4)。加压螺钉可用于齿状突骨折及寰枢椎关节突关节的固定。需要指出的是,在钻孔螺钉植入前,需要首先通过体位或牵引等将骨折或脱位的关节复位。

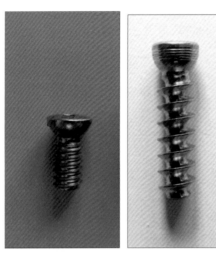

图 1-3　**骨皮质螺钉(左)与骨松质螺钉(右)**

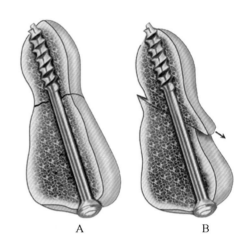

图 1-4　**加压螺钉**

A. 正常固定;B. 螺钉与骨折线不垂直时,过度拧紧螺钉会在骨折平面产生一定的剪切力,可能导致骨折远端的移位

4．中空螺钉(cannulated screws)　顾名思义,中空螺钉内有一细的孔道,便于沿克氏针拧入螺钉。在螺钉植入前,需要首先在 X 线透视下将克氏针打入欲植入螺钉的骨质内,然后在克氏针的引导下钻孔、攻丝(钻及丝攻均为中空),最后将螺钉沿克氏针拧入(图1-5)。中空螺钉早期主要用于齿状突骨折及寰枢椎关节突关节的固定,近来更多地用于微创经皮螺钉植入的内固定手术中,如腰椎管狭窄减压后、腰椎不稳等。

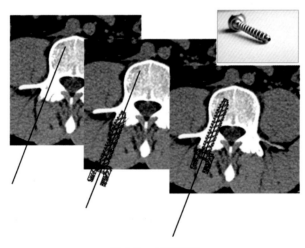

图 1-5　**中空螺钉**

5. 单向螺钉与万向螺钉(mono-axial and multi/poly-axial screws) 单向螺钉的钉尾与螺杆为一个整体,万向螺钉的钉尾与螺杆之间通过关节连接在一起,可以向多个方向转动(图1-6)。万向螺钉有利于螺钉与钛棒的连接。而单向螺钉的优势在于可以承受更大的力量,常用于需要进行复位矫形的情况。

## 二、螺钉固定的生物力学特点

螺钉的力量是由螺钉的设计及周围骨的特性决定的。因此,螺钉与骨的界面是螺钉固定最薄弱的部位。螺钉的长度及螺纹的直径决定了螺钉的抗拔出力度,螺钉长度和螺钉抗拔出力量成正比,螺钉越长,螺纹越宽,螺钉的抗拔出力度越大。金属螺钉的固定力量远远超

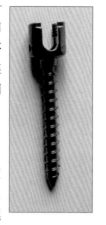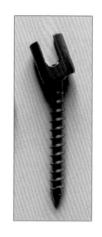

图 1-6 单向螺钉与万向螺钉

过骨组织本身的强度,因此固定失败多表现为螺钉松动。即便如此,如果所承受力量过大,螺钉也会出现疲劳弯曲甚至断裂的情况。螺钉折弯或断裂通常发生在螺杆与第一个螺纹的交界处,或受力最大处。螺钉可承受的折弯力量是由金属材料的特性和螺杆直径(螺钉内径)决定的。螺钉的抗折弯能力与螺杆直径的 3 次方成正比,因此,螺钉直径的轻微增加就可以显著增强螺钉的抗折弯能力(图1-7)。

骨的性质也决定了螺钉的抗拔出力量。如果螺钉植入病理骨、骨折骨、骨质疏松骨内,其抗拔出力量将减小;置入厚的骨皮质内,其抗拔出力量则会较置入骨松质大。

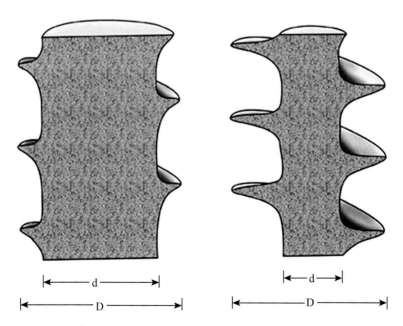

图 1-7 螺钉的拔出力量与螺钉的外径(最大直径 D)、周围骨量及骨密度有关;螺钉的抗折弯力量与内径(最小直径 d)相关,内径增加 1 倍,抗折弯能力为原有的 8 倍

# 第 2 章

# 脊柱内固定生物力学基础

脊柱手术器械的广泛应用使得相关疾病的治疗出现了长足的进步。然而如何选择最佳的内固定方式及器材仍然是一个复杂的问题。通常,最终的手术方案需要权衡以下三方面:患者的个体化需求、手术器械的可获得性及符合脊柱的生物力学原理。在开始讨论手术器械的生物力学特性之前,我们首先需要了解生物力学的基本概念和脊柱的相关解剖特性,以及内固定材料本身的一些特质。

脊柱生物力学是机械原理与物理定律在脊柱解剖结构上的综合应用,是力学与医学、生物学等学科相互结合而形成的一门交叉学科。脊柱的解剖需要以生物力学的角度来考量(即对脊柱每个组成部分的研究均要着眼于其整体功能及结构)。脊柱是由骨骼、关节、韧带及肌肉所组成的复杂的承重结构,它可以有效分散人体负荷,维持适当的运动幅度,同时可以起到保护脊髓的作用。

脊柱的稳定性可能受到创伤、肿瘤、退行性疾病或医疗行为的影响。脊柱手术本身会降低其自身稳定性,而术者必须在手术过程中通过应用器械来恢复其稳定性。为了能够合理地应用内固定器械,必须要了解脊柱基础生物力学知识。本文的目的在于介绍基本的生物力学概念及内固定在生理或病理脊柱上的应用。

# 第一节 基 本 概 念

在脊柱生物力学研究中,经常使用运动学(kinematics)及生物力学(biomechanics)两个概念。运动学是研究脊柱在没有载荷的情况下的运动,而生物力学则是研究脊柱在有载荷情况下脊柱与载荷之间的关系。

脊柱生物力学可以进行活体或离体研究,也可以通过数学模型(如有限元模型)及其他多种物理模型(如人工模拟的颈椎)进行研究。在生物力学研究中,因为人尸体脊柱有更多的优势而被广泛使用,目前文献中使用的多数生物力学数据均来源于此。近年来,随着计算机技术的发展,基于计算机模拟的生物力学研究逐渐地引起了人们的关注。

## 一、笛卡尔坐标系

坐标系是用于确定物体特定位置和方向的系统,由空间中 3 个相互垂直的轴组成。右手笛卡尔坐标系(Cartesian coordinate system)为脊柱生物力学最常用的参考系,由 $X$,$Y$,$Z$ 3 个坐标轴组成(图 2-1)。临床上,沿 $X$ 轴的旋转代表前屈后伸,沿 $Y$ 轴的旋转代表轴性旋转,

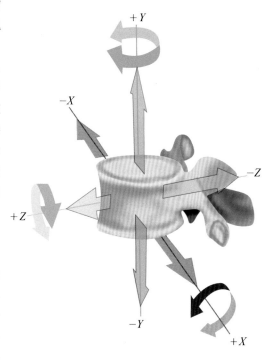

图 2-1 笛卡尔坐标系

沿 $Z$ 轴的旋转代表侧屈。任意两条坐标轴组成的平面称为参考平面(reference planes),用于描述一个任意点或物体的行动轨迹。在脊柱运动中,经常用到以下的平面:矢状面(sagittal plane)——$X$-$Z$ 面;冠状曲(coronal plane)——$Y$-$Z$ 面;轴面(横切面)(transverse plane)——$X$-$Y$ 面。

在笛卡尔坐标系中,点的位置描述为 $P(x,y,z)$。同时采用欧拉角(eulerian angles)来确定物体特定方向的 3 个角度系统。如在人体解剖学中,与关节的屈曲-后伸、内收-外展、轴向旋转相对应的 3 个特定的角度。所以,确定一个物体在空间的位置和方向需要 6 个量。脊柱节段的运动就是根据这些坐标系、参考平面及位置和方向进行描述的。脊柱节段运动有 6 个自由度,需要 3 个角度运动和 3 个线性运动来表示。3 个角度运动分别是前屈后伸、左右侧弯和左右轴向旋转,3 个线性运动分别是上下、左右和前后的位移。其中 $X$ 轴为冠状轴,沿此轴出现前屈、后伸和左右侧向平移;$Y$ 轴为纵轴,沿此轴出现轴向压缩、轴向牵张和顺、逆时针旋转;$Z$ 轴为矢状轴,沿此轴出现左、右侧屈曲及前后平移。此三轴相互垂直。这种基于三维坐标系的描述非常便于实验中对测试体进行测量。脊柱在 6 个自由度中的平移和旋转范围称为活动幅度。

## 二、矢量、标量及瞬时旋转轴

1. 矢量(vector)　有大小、方向及作用点的量,可被分解为数个分向量,只能根据平行四边形原理进行计算。

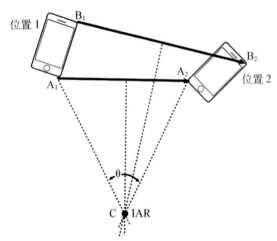

位置 1

$B_1$

$A_1$

$A_2$

$B_2$

位置 2

$\theta$

C　IAR

图 2-2　瞬时旋转轴是瞬时运动螺旋轴在某个特定平面的交点

2. 标量(scalar)　只有大小,没有方向的量。

3. 瞬时旋转轴(instantaneousaxis of rotation,IAR)　瞬时旋转轴是反映脊柱运动的重要参数,可以用于判断脊柱受损后的稳定性(通常用于一个平面上的旋转运动,指某一特定时刻运动平面中脊柱围绕旋转的点)。将瞬时旋转轴进行三维模拟,可以在三维空间中获得一条轴线,与平面中的一点不同,它是脊柱在某一特定时刻的旋转轴,称为瞬时运动螺旋轴。瞬时旋转轴是瞬时运动螺旋轴在某个特定平面的交点(图 2-2)。如果关节的运动是纯旋转,没有线性运动,所有轴点或轴线在中心点处重叠在一起;如果合并有滑动(平移),轴点或轴线将分离。另外,如果瞬时运动螺旋轴平行,关节运动为真性旋转,如果螺旋轴交叉角度较大,则有关节的不稳。

## 三、弹性模量、剖面模数(截面模量)与惯性矩

1. 弹性模量(elastic modulus)　材料在弹性变形阶段,其应力和应变呈正比例关系,该比例系数即为弹性模量。包括 3 种类型:杨氏模量、剪切模量、体积模量。

2. 剖面模数(section modulus)　被弯曲部件的横截面绕其中轴的惯性矩除以由中轴到

截面外缘的距离。

3. 惯性矩(moment of inertia)　可理解为一个物体抗弯曲的能力。

## 四、牛顿力学定律

脊柱外科手术涉及了力对脊柱的作用。作用力与反作用力的概念是理解脊柱所承担负荷的基础。牛顿运动三定律描述了物体在外力作用下的反应,对于研究脊柱运动十分必要。

第一定律:任何物体在不受外力或受平衡力的作用时,总是保持静止状态或匀速直线运动状态,直到有作用在它上面的外力迫使它改变这种状态为止。

第二定律:物体的加速度的大小跟物体所受的合外力成正比,跟物体的质量成反比,加速度的方向跟合外力的方向相同。

第三定律:两个物体之间的作用力和反作用力,在同一直线上,大小相等,方向相反。

## 五、脊柱功能单位

脊柱功能单位(functional spinal unit,FSU)是能够代表某一节段脊柱生物力学特性的最小功能单位,由相邻两节椎骨及连接的韧带和椎间盘构成,也代表着脊柱最小的运动节段(motion segment)。脊柱生物力学研究的数据多数以脊柱功能单位为基础。

尽管脊柱的运动可以拆分成不同方向的动作来描述,但它们之间仍然存在着某些特殊的关联。如发生在一个方向的旋转或平移可以同时合并同一方向上或其他方向上的旋转或平移,则称为脊柱的耦合或共轭运动(coupling),脊柱的侧屈必然伴有脊柱的旋转。正常情况下,脊柱在各方向上的运动均有其相对固定的共轭运动方式,一般来说,共轭运动的幅度往往较原发运动小,但有时也可大于原发运动。共轭运动方式可以在每一运动节段测得,可用于区分正常与不稳定的脊柱节段。

## 六、生物力学柔性试验

脊柱生物力学的多数信息都可以从生物力学柔性试验(biomechanical flexibility testing)中获得。柔性试验指利用两个或两个以上节段的脊柱,去除肌肉组织,但保留韧带及骨性结构的完整性,然后将外力载荷附加于被测试的脊柱,由此可以得到一个载荷-形变反应的曲线,分析这一曲线可以获得多项生物力学参数(图 2-3),如柔度(flexibility)、刚度(stiffness)、运动范围(range of motion,ROM)、中性区(neutral zone,NZ)、弹性区(elastic zone,EZ)及旋转轴(axes of rotation)等,所有这些参数在脊柱运动的不同节段都不同,从离体柔性试验中所获得的这些指标可以反映出各种骨关节结构及韧带对运动的影响。由于伦理及实际操作的局限性,柔性试验只能用于离体操作。

载荷-形变反应曲线可以反映出脊柱特有的运动方式及载荷与脊柱节段之间线性或旋转运动的关系。从这一曲线中得到的柔度,指一定载荷下脊柱形变的程度,反映被测试节段脊柱内在的柔韧程度。刚度与柔度相反,表示脊柱抵抗外力引起脊柱形变的能力。柔度(刚度)可以用柔度(刚度)系数来表示,为载荷-形变反应曲线斜率的倒数,柔度(刚度)系数在整个活动过程中并不一致,它是从载荷-形变反应曲线最陡的部分计算出来的。

运动范围 ROM 指脊柱在生理状态下,最大活动范围与中立位之间位移的大小。中立位指脊柱关节所承受应力最小,需要维持脊柱空间姿势所需肌肉力量最小时所处的状态。在载

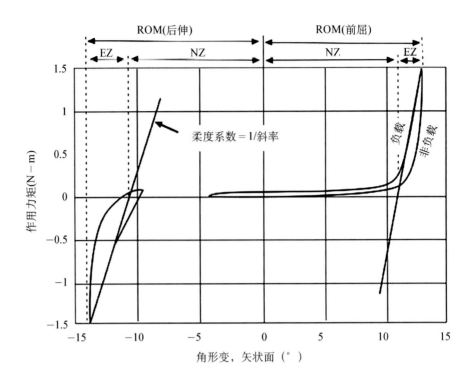

**图 2-3　$C_1$～$C_2$ 前屈-后伸载荷-形变反应曲线**

在载荷为 0 N-m 时,$C_1$～$C_2$ 关节的前屈及后伸时旋转运动的中性区 NZ 均为 10°;在弹性区 EZ,尽管有较大的载荷改变,旋转角度改变较小,形变曲线较陡,其斜率的倒数即柔度或刚度

荷-形变反应曲线中,中立位位于两侧中性区的中点。中性区 NZ 是运动范围 ROM 中的一部分,在这一区域的脊柱活动中,脊柱的载荷几乎为零,韧带处于最为松弛的状态,用较小的力量就可让脊柱产生较大范围的活动。弹性区 EZ 是载荷-形变反应曲线中较陡的部分,位于运动范围 ROM 的两端,此时韧带拉紧,刚度增加,对任何进一步的运动都进行抵抗。生理状态下,将运动范围 ROM 分为中性区 NZ 及弹性区 EZ 没有太大的意义,但在某些病理情况下,EZ 及NZ 可能较 ROM 更有意义,如 EZ 和 NZ 发生改变,但 ROM 不变。

# 第二节　人体脊柱生物力学特性

脊柱作为人体中轴骨,有着复杂的力学结构体系。骨骼、椎体、关节突、椎间盘、韧带及周围的肌肉组织结构、功能各异,而在正常生理状态下这些结构共同作用,协调一致,使脊柱起到了承载、运动、保护脊髓等作用。因此,脊柱结构的生物力学特性是脊柱外科医生必须具备的基础知识。

## 一、骨

人体的骨骼由有机物质、无机物质以及骨细胞组成。有机物,如胶原,赋予骨骼韧性。无机物,如钙、磷,赋予骨骼刚性,使其能够承受人体负荷。骨细胞成分约占骨质体积的 15%。由于承担的力不同,不同处骨骼的生物力学特性也不同。Wolff 定律描述了骨骼的生长特性,可简单表述为:骨骼能承受骨组织的机械应变,并具有适应这些功能需要的能力,骨骼结构受应力的影响,负荷增加骨增粗,负荷减少骨变细。由此可见,适当增加椎体的负荷有利于术后骨融合的达成。另外,骨折的发生及骨折形式也同椎体所受力的大小、方向及椎体稳定性密切相关。

## 二、脊　柱

人体脊柱由 33 块不同椎体组成,其间通过韧带、小关节及椎间盘相互联系。在矢状面上脊柱有 4 个生理弯曲。脊柱生理弯曲的存在可增加其灵活度,同时增强抗冲击能力。

正常的脊柱,从其 $C_7$ 椎体做一铅垂线,应该同时经过腰骶连接处(图 2-4),此线称作矢状面轴向垂线(sagittal vertical axis,SVA)。SVA 另外一种做法为从 $C_2$ 椎体尾部中心做铅垂线,应分别经过 $C_2$、$T_1$、$L_1$、$S_1$ 椎体。矢状面轴向垂线是用来衡量矢状面上脊柱平衡的有效方法。若 SVA 位于腰骶连接处腹侧,称之为正矢状位平衡。正矢状位平衡对于人体功能及肌肉正常工作有重大意义。在此状态下,为了维持整体平衡,骨盆会代偿性地向后移动,使得人体重心后移,与此同时髋关节出现代偿性后伸。一旦以上代偿方式不再能保持人体平衡,患者则会处于一种生物力学上极其不利的屈髋、屈膝体位来维持平衡。

## 三、椎　体

椎体由外层较硬的骨皮质与内部较软的骨松质组成。由于自上而下椎体承受的压力逐渐增加,所以椎体呈现长、宽、高逐渐增大的趋势。因年龄及骨质成分的不同,骨松质可承担 35%～90% 的负荷。若骨

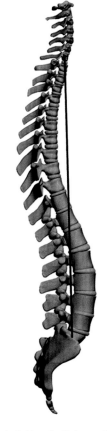

图 2-4　正常脊柱平衡状态下,从 $C_7$ 椎体做一铅垂线,应该同时经过腰骶连接处

内矿物质成分减少 25%,其承重能力将减少 50% 以上。椎体的承重能力不仅与骨密度有关,还与骨结构和骨修复速度的变化有关。若椎体内多孔的骨松质结构水平关联减弱,正常的紧密排列的骨板层样结构将会被相互开放的条索样结构所取代,最终降低了椎体垂直方向上承担负荷的能力。对于胸椎,因其通过关节连接与各条肋骨及胸骨形成整体,大大提高了胸椎承担负荷的能力。

椎体终板是椎间盘与椎体中心骨松质之间的一层骨结构,由厚 1～2mm 的骨皮质层及软骨层组成。软骨层具有半透膜作用,允许营养物质进入到椎间盘,同时能够防止椎间盘内的大分子物质丢失。终板厚度不一,外周部分最厚最坚硬,中心部分最薄最脆弱。于间盘部位放置置入物时,终板表层 4mm 最难以穿透。终板厚度与椎间盘内蛋白多糖含量呈正相关,髓核部位的中央椎板更是如此。骨与椎间盘退行性变有关的改变均有可能引起相应节段终板的弱化。终板在压力下可发生骨折,骨折形式可分为 3 种类型:中央型骨折、边缘型骨折及全终板骨折。实验中发

现正常样本骨折多发生于终板中心,而退行性变的样本骨折多发生于外周。而当承担极大负荷时,无论标本有无退行性变,骨折均会存在于整个终板。其原因可能与同时退变的髓核不能承压有关。在椎间盘退变情况下,负荷主要由纤维环承担,从而容易导致终板周围发生骨折。

## 四、椎　间　盘

椎间盘位于相邻两节椎体之间,占整个脊柱高度的 20%～33%,是由中央的髓核、外周的纤维环及上下两端的软骨终板组成的具有黏弹性(viscoelastic)的结构。髓核为一液态团块,由含有大量亲水性氨基葡萄糖聚糖的胶样凝胶组成。髓核占椎间盘面积的 30%～50%。在腰椎,髓核位置较靠前,位于前中 1/3 处。髓核的黏弹性使其具有吸收震荡的能力。髓核含水量为 70%～90%,随着年龄增长,水分逐渐减少。髓核的黏弹性也会随着其含水量的变化而发生改变,这些改变是椎间盘退行性变的基础。纤维环由胶原纤维构成的同轴层叠带组成,相邻两层纤维束走行相互交叉,成 120°夹角,纤维方向与椎间盘水平约成 30°。其中心部分连接于终板软骨,而其最外层纤维连接于椎体外缘的骨皮质。纤维环因其特殊的纤维排列方式,使得椎间盘能够有效地抵抗旋转、牵拉及剪切力。但纤维环本身不能有效抵抗挤压力。

椎间盘的黏弹性使其具有独特的生物力学特性,主要表现为蠕变和松弛。所谓蠕变,是指在一段时间内在负荷持续作用下所导致的持续变形,也就是变形程度因时间变化而变化。而应力松弛则指材料承受负荷后变形达一定程度时应力和负荷随时间延长而减低。以上特性使得椎间盘能够有效地缓冲和传递负荷。负荷量越大所产生的变形就越大,蠕变率也就越高。退变的椎间盘其自身的黏弹性会有明显下降,这使其缓冲和传递负荷的功能相应减弱。

老年人髓核弹性降低,变形能力差。当受到压力时,难以发生黏弹性形变,取而代之的是压力通过变形能力差的纤维环向下传递,从而使终板受到较大负荷,可能引起下腰痛及纤维环撕裂,易导致压缩性骨折的发生。此情况尤其容易出现于老年骨质疏松患者。

## 五、关节突及椎体背侧结构

小关节面的形状、位置及方向在很大程度上决定了脊柱的运动形式,例如 $C_2$～$C_7$ 可旋转 8°～12°,而 $L_1$～$L_5$ 仅可旋转 2°～5°。下颈椎的小关节面与冠状面平行,与水平面成 45°,允许颈椎发生前屈、后伸、侧弯和旋转运动。胸椎的小关节面与冠状面成 20°,与水平面成 60°,允许侧弯、旋转和一定程度的屈伸。腰椎小关节面与水平面垂直,与矢状面成 25°～50°,允许前屈、后伸和侧弯,但旋转运动受限。

关节突除了能够引导脊柱运动外,还承受压缩、拉伸、剪切、扭转等不同类型的负荷,其承受负荷的多少因脊柱姿态的不同而变化,可为总负荷的 0～33%。脊柱后伸时关节突承担的负荷最大,约占总负荷的 30%。脊柱前屈并旋转时关节突的负荷也较大。关节突对于保持脊柱稳定性亦起到重要作用,并与关节突关节的面积、形态有着密切关系。关节面的面积越大,关节越稳定。

椎体背侧结构控制并引导椎体节段的运动。椎板为组成椎管的一部分,可为脊髓及硬膜囊提供保护,同时椎板还是黄韧带的附着点。棘突为棘间韧带和棘上韧带的附着点。横突为椎旁肌的附着点。以上 3 个结构均对脊柱稳定性有重要作用。对于横突,还需提到的是,中胸段及腰椎的横突最为坚固,并且其大小也足够作为横突钩的锚定点。但实际手术时仍应谨慎操作,因为横突血供较差,并且容易发生骨折。

椎弓根是椎体与背侧结构的桥梁,也是保持脊柱稳定性的关键结构。在颈椎,椎弓根短而宽。从颈椎至中段胸椎,椎弓根宽度逐渐减小;而向下至腰椎,椎弓根宽度又逐渐增大。椎弓根高度由颈椎至胸腰段逐渐增加,而随着腰椎节段的向下逐渐减低。水平面上椎弓根角度由颈椎至胸腰段椎体逐渐变小,继而随腰椎向下逐渐增大。矢状面椎弓根角度在胸椎及胸腰段椎体最大。椎弓根及椎弓峡部是应力集中的区域,椎弓的破坏多发生于此。

## 六、韧　带

韧带主要由胶原纤维和弹性纤维组成,胶原纤维为韧带提供一定的强度和刚度,弹性纤维则赋予韧带在负荷作用下延伸的能力。韧带纤维大多平行排列,故韧带主要能承受该方向上的拉伸负荷。脊柱韧带的主要功能是限制脊柱在生理范围内活动,并维持脊柱的稳定性。韧带的强度与其截面积密切相关。牵拉韧带时,韧带的疲劳曲线呈三相改变。在拉伸-松弛韧带的初始阶段,韧带处于其中性区,仅需很小的轴向负荷即可产生明显形变。随着牵拉负荷逐渐增大,韧带进入其弹性区,产生形变的阻力也逐渐加大。最后,负荷继续增大至韧带临近破坏前,韧带再次迅速出现变形,此为第三相。在脊柱韧带中,腰椎处韧带强度最高,可承受的负荷最大。除了韧带本身结构外,韧带与骨骼的结合强度也同时决定了韧带何时失效。对于存在严重骨质疏松的患者,脊柱受到暴力时,往往骨质破坏先于韧带破坏出现。

除外枕-寰-枢部位,人体共有 7 条韧带共同维持正常生理状态下脊柱的稳定(图 2-5)。与此同时对脊柱的活动范围精确控制,并起到保护脊髓的作用。这 7 条韧带由前至后依次为前纵韧带、后纵韧带、关节囊韧带、横突间韧带、黄韧带、棘间韧带、棘上韧带。

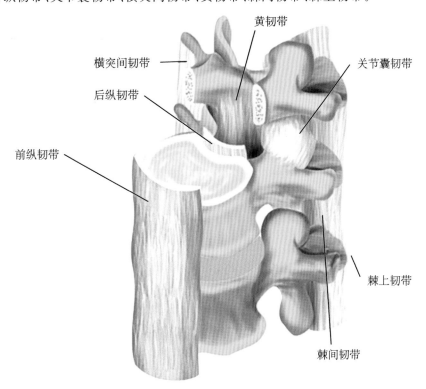

图 2-5　脊柱的韧带

由于不同韧带的组成成分有所差异,其力学特性也不尽相同。韧带对脊柱稳定性所起帮助的大小不仅与其自身特性有关,还与其有效力臂(effective moment arm)长短(韧带到瞬时旋转轴的垂直距离)有关(图 2-6)。较长的力臂可使某强度上较弱的韧带拥有力学上的优势,甚至能够使其在维持脊柱整体稳定性方面起到更大作用。前纵韧带位于瞬时旋转轴腹侧,起到防止脊柱过伸的作用。后纵韧带位于瞬时旋转轴背侧,因其力臂很短,故防止过屈的作用十分有限。囊韧带位于小关节处,连接相邻两椎体关节突,纤维方向与关节面垂直。虽然其力臂不长,但韧带强度极高,仍然可极好地维持脊柱稳定,在颈椎尤其如此。黄韧带内弹性纤维含量位居所有人体组织第一。其在静息状态下处于预紧张或紧张状态,可防止脊柱充分后伸时挤压到脊髓。棘上韧带与棘间韧带的力臂很长,故可十分有效地防止脊柱前屈,并维持脊柱稳定。

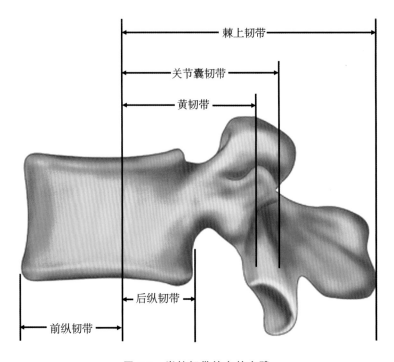

图 2-6　脊柱韧带的有效力臂

# 七、肌　肉

肌肉组织对于脊柱生理功能及稳定性的维持起到至关重要的作用。主动肌启动并维持脊柱运动,与此同时拮抗肌控制并调节运动过程。与脊柱活动密切相关的肌肉按位置可分为前、后两组。前组为屈肌,主要包括腹直肌、腹内斜肌、腹外斜肌、腹横肌和髂腰肌。后组为伸肌,在腰椎后方的伸肌可分为深层、中间层及浅层肌肉。深层肌肉包括棘间肌、横突间肌和回旋肌等;中间层肌肉主要包括起于横突、止于上一椎体棘突的多裂肌。浅层肌肉为骶棘肌,自外向内又可分为髂肋肌、最长肌和棘肌三组。屈肌收缩使脊柱前屈,伸肌对称性收缩使脊柱后伸,不对称收缩会使躯干产生侧屈或扭转。

脊柱各节段运动过程中,主动肌与拮抗肌共同发挥作用,从而对人体姿态起到良好的控制效果。脊柱屈曲起始于腹肌及腰肌的收缩,随后躯干自身重量使屈曲进一步增加,随着屈曲幅度的增大,后部骶棘肌的活动逐渐增强以控制上述屈曲运动,同时髋部肌肉可有效控制骨盆前倾。脊柱完全屈曲后,骶棘肌就不再发挥作用。在脊柱后伸过程中,背部的伸肌在启动和结束过程中活动性较强,而在中间阶段则是腹侧的屈肌活动性强,原因同样为便于控制及调节后伸动作。脊柱侧屈时,一侧伸肌和屈肌均收缩,并由对侧肌肉加以拮抗和调节。在进行脊柱轴向旋转时,两侧屈伸肌群均产生活动,并由同侧或对侧肌肉进行控制协调。

失用性或失神经性肌肉萎缩可导致脊柱畸形、退行性变或其他可导致疼痛的病理变化。从生物力学角度来说,不同于韧带在静态时起到的稳定作用,肌肉能够在动态过程中维持人体稳定性,被称作人体动态稳定系统。由此可见强大的肌肉有助于更好地维持脊柱负荷的平衡。此外,对于已发生退行性变的脊柱,退变可导致有害力的产生并破坏脊柱的负载平衡。而强有力的肌肉可减轻上述两者对机体造成的不良影响。

# 第三节　脊柱置入材料学

在医学科学领域,包括脊柱置入物在内的外科置入物的出现及发展有着十分重大的意义,对维护人类健康起到了巨大作用。作为外科治疗的重要手段之一,置入物的应用日趋广泛。材料学的不断进步也对各种新型置入物的出现起到促进作用,因此材料学的发展是脊柱外科发展的一个重要基石。了解置入物的材料学特性对于其设计与应用是十分必要的。

## 一、置入材料的基本要求

理想的外科置入材料首先应该具有良好的生物相容性(biocompatibility),即置入体内后机体对置入物发生的反应较小,包括血液相容性与组织相容性。置入物应用过程中不应引发机体的不良反应,更进一步还应要求置入材料与人体能够永久协调共存。其次,置入物还需具有生物功能性(biofunctionability)。生物功能性是指材料与人体组织间发挥最大生理功能活性的总称。在机体各种静力和动力的作用下产生新的平衡与不平衡,达到不断促进组织修复,保持长期稳定并发挥最大的生物功能作用,这就是生物材料要达到的理想境界。

脊柱置入材料要能成功应用于临床则既需要有一定的变形及抗变形能力,又需要具有易于加工成形的能力,同时还要能够保证在消毒灭菌的过程中其性状不发生改变。对于最为常用的金属置入物,需要关注其抗金属疲劳的能力及弹性模量的大小。金属疲劳是指材料、零构件在循环应力或循环应变作用下,在一处或几处逐渐产生局部永久性累积损伤,经一定循环次数后产生裂纹或突然发生完全断裂的过程。置入物在人体中由于负荷的改变会有无数的微动,若早期即出现金属疲劳,则会大大影响置入物的寿命及作用,最终导致手术失败。置入物的弹性模量关系到应用置入物后"应力遮蔽效应"的产生。若置入物的弹性模量比骨骼大很多,会使得其承担大部分人体负荷,减小作用于骨骼上的应力,这种效应即为应力遮蔽效应。它会对人体产生深远的影响:根据 Wolff 定律,骨骼需要足够的机械应力以利于在愈合过程中再生重建,从而保持长期强壮;而应力遮蔽效应会使骨骼愈合过程减慢,甚至可能在多年后使长期无负荷作用的骨骼变得骨质疏松。由此可见置入物材料的选择及应用是十分关键的。

## 二、置入材料分类

目前已广泛应用于临床的脊柱置入物材料主要包括金属类生物医用材料、有机高分子类生物医用材料、无机非金属类生物医用材料和生物医用复合材料。另外按照材料是否可在体内降解又能分为生物可降解材料和非降解型生物材料。

金属类生物医用材料具有其他类型材料不可比拟的优良特性,如具有高强度、高韧性、良好的抗弯曲疲劳度及易于加工成形等。然而金属材料应用于临床需严格满足以下要求,包括良好的组织相容性、无毒性、不致过敏、不致癌;物理化学性质稳定;易于加工成形。目前非降解型材料的应用仍是主流,而可降解的镁基合金类也在逐渐兴起。

生物医用高分子材料是一种应用最广泛且正在迅速发展的材料。此种材料亦可分为可降解型与非降解型两类。非降解型高分子材料主要包括聚乙烯、聚丙烯、聚丙烯酸酯、芳香聚酯及聚醚醚酮(PEEK)等,其在人体内能够长期保持稳定,不发生降解或磨损,同时具有良好的物理机械性能,可应用于椎间融合器。可降解型高分子材料主要包括胶原、甲壳素、纤维素、氨基酸、聚乳酸、聚乙醇酸等,可应用于颈椎前路钢板,但目前临床应用尚不广泛。

无机非金属类生物医用材料也是临床广泛应用的材料之一。具有良好的化学稳定性、生物相容性和可消毒灭菌等性能。不足之处为脆性大,不易于加工成形。可分为生物惰性无机材料、生物活性无机材料和生物可降解无机材料。惰性无机材料包括氧化铝、氧化锆、氧化硅陶瓷等。生物活性无机材料包括羟基磷灰石陶瓷、生物活性玻璃陶瓷、45S5玻璃等。生物可降解无机材料包括可溶性铝酸钙陶瓷、TCP陶瓷等。

## 三、常用材料的基本特性

1. 不锈钢  目前常用的不锈钢类型主要有316L及22-13-5不锈钢。316L不锈钢出现于20世纪50年代,为奥氏不锈钢体,较之前的不锈钢添加了钼元素,使其表现出抗腐蚀的特性。尤其具有更好的抗氯化物腐蚀的能力。且低碳,故更耐蚀、易进行热处理。奥氏体型不锈钢是不锈钢中最重要的一类,以镍为奥氏体化元素,是奥氏体钢的主体。22-13-5不锈钢为氮加强奥氏体不锈钢体,属于合金金属。但以上材料在临床应用中仍有其待解决的问题,如316L不锈钢置入人体后,在生理环境中有时会产生腐蚀破裂等情况,并会因磨损等原因释放出$Ni^{2+}$、$Cr^{3+}$和$Cr^{5+}$,从而最终导致置入体失效。

2. 钛和钛合金  纯钛最初于20世纪50年代应用于生物体,与同时期出现的316L不锈钢相比,纯钛拥有无毒、质轻、强度高及生物相容性好等优点。钛合金于20世纪60年代开始广泛应用于临床。与其他金属相比,有如下重要优点:弹性模量与骨骼相近,故较易置入;可有效避免应力遮蔽效应的产生,有效降低置入术后远期失败的可能;防止蛋白多糖(细胞被膜)的产生,可以有效降低术后感染的发生。但钛及钛合金钛对其表面存在的小缺损较敏感。存在表面缺损时,金属疲劳会较早出现。因此,在弯曲钛金属材料时应格外小心,尽量避免在置入物表面造成损伤。

3. 镍钛形状记忆合金  镍钛合金拥有独特的形状记忆效应,随着工业技术不断提升,这种材料在脊柱外科领域应用前景广阔,多种置入物正在研制过程中,如人工颈椎椎间关节假体、椎间扩张夹、腰椎节段内固定器、椎间融合器、椎体撑开器、椎体钉等。目前临床应用最为广泛的是用于脊柱侧凸矫形的记忆合金棒。其优势在于可以借助体温维持其矫形能力,避免矫形度数丢失的问题。

4. 钽 钽（Tantalum，Ta）是一种化学性质极为稳定的金属，具有强度高、抗磨损、耐腐蚀等优良特性。钽还具有良好的生物相容性，其在人体内呈惰性，在水及酸性环境中均不溶解。脊柱外科主要应用的是按照预定性能经过特殊加工的多孔钽。内部的孔隙使其在获得足够机械强度的同时，具有介于骨皮质与骨松质之间的弹性模量，起到良好支撑的同时避免了应力遮蔽的产生。另外大小经过设计的孔隙有利于置骨后骨及周围软组织的长入，可达到更好的远期固定效果。

5. 镁基合金 镁基合金作为可降解型金属材料，与其他金属类生物医用材料相比具有以下优势：具有良好的生物相容性，镁作为一种重要的阳离子在人体细胞内的含量仅次于钾，作用广泛；置入物可在人体内降解，反应后最终产生的镁离子可激活多种酶，参与完成体内多种代谢过程，并且镁基合金可被机体完全降解，最终通过体液排出体外；镁同样是骨骼生长的必需元素，其可促进钙的沉积及骨细胞形成，加速骨的愈合，且其细胞毒性低，不会抑制骨细胞的生长；镁合金具有合适的力学特性，密度与人骨骼密度相近，拥有极高的比强度（强度与密度的比值）和较低的弹性模量，可有效避免应力遮蔽效应的产生，是多种内固定物的理想选择。

6. 可降解型高分子材料 此类材料可在人体内降解，其产物可参与机体正常细胞生理生化过程，具有良好生物相容性、无毒性、致敏性或免疫排斥性。可降解带来的主要优点有：为脊柱术后早期及中期提供稳定性，且不存在置入物长期存留于体内而引起的不良反应；置入物降解的过程中可逐渐将应力传导至融合区，避免应力遮蔽。目前研究较多的为颈前路接骨板与螺钉。

7. 生物惰性及活性无机材料 惰性无机材料一般具有较高的强度，与人体组织相容性好，很少产生炎症或凝血现象，无急性毒性或刺激性反应，一般不会引发机体免疫反应。因其在体内不会被降解，无法被新生组织所替代，主要作为永久替代物应用于修复骨缺损。活性无机材料包括羟基磷灰石陶瓷、生物活性玻璃陶瓷等，此类材料具有与人体骨组织的生物活性，且有一定的溶解度，释放的离子对机体无害，对新骨形成有刺激诱导作用。因而具有极好的发展前景。

# 第四节 脊柱置入物界面设计及其生物力学原理

脊柱外科置入物的设计必须遵循前面所提到的生物力学特性。内固定物的设计及应用必须建立在对其与脊柱复杂的相互作用力有充分了解的基础之上。过程中需要考虑的问题不仅包括置入物材料的特性，还需考虑到置入物-骨界面之间的特性及力作用于脊柱时的各种原理。虽然这之中所包含的作用力极其复杂，但最终均能将其分解为几个主要的向量。通过对这些向量和基本生物力学原则的把控，就可以对脊柱内固定物进行系统的生物力学分析并加以临床应用。

## 一、界面设计

脊柱置入物与骨组织的交界方式是决定整体结构稳定与否的重要因素之一。其间的交界方式可分为 5 类。

**（一）邻接（abutting）**

此类交界方式常见于椎体间植骨、椎间融合器、人工椎间盘等。这些置入物均起到承担人体部分负荷的作用。置入物表面与椎体终板表面形态是否匹配决定了接触的紧密程度,这是手术中需要被重视的关键点。若两者表面形态差异较大不能达到紧密接触,则会造成接触面积变小,导致术后骨融合困难。较小的接触面也会带来较大的接触压强,从而更易引起置入物下沉(图 2-7)。同时,骨骼表面的承重能力也对置入物的下沉有较大影响,这就要求在椎体间放置置入物时,应保证终板软骨下骨的完整。此外,前文曾提及终板的中央部承重能力较边缘差,且骨皮质承重能力较骨松质强。综上可见,置入物若欲拥有较佳的生物力学性能,则需接触整个椎体表面或骨皮质,同时,其表面形态还要与终板尽量吻合。

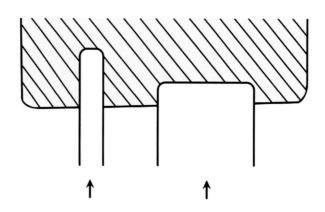

图 2-7　接触面积小则压强增大,更易引起下沉

**(二)穿入(penetrating)**

穿入类交界方式常见于各种螺钉。螺钉主要作用为锚定,因此其抗拔出性和整体抗弯曲能力是需要被首要考虑的两个方面。螺钉的螺杆和螺纹是决定其生物力学性能的主要方面(图 2-8),其抗弯曲能力与螺钉内径的 3 次方成正比,故增加螺杆的直径可以十分有效地增强抗弯曲性能。增加螺钉的抗拔出性可通过以下方法来实现:使螺钉穿透骨皮质,此种方式效果最为明显;增加螺钉外径与螺纹深度,原理为增加了螺纹之间的骨量;成组应用螺钉时,利用螺钉之间的三角效应(图 2-9),使螺钉相互分散或汇聚,两者成 90°时效果最佳;同样应用三角效应,增加螺钉长度也是一种较为直接的方法。而所谓三角效应,是指拔出螺钉时需要去除螺钉下三角区域内的骨,三角效应与螺钉下的三角形面积成正比,故能增加三角面积的方式均能提高成组螺钉的抗拔出性。

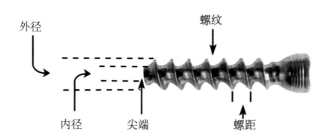

图 2-8　螺钉的内径、外径、螺纹深度与螺距,螺钉的抗弯曲
　　　　能力与其内径的 3 次方成正比

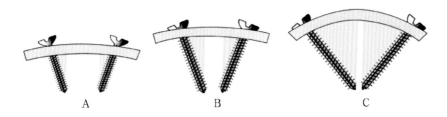

图 2-9　A. 三角效应与螺钉间的三角形阴影区域成正比;B. 可通过增加螺钉长度的
方式增大阴影区域面积;C. 使螺钉间夹角增大亦可增加阴影区域面积

### (三)其他

1. 抓握(gripping)　此交界类型常见于钩或线。钩或线在固定时直接与骨皮质相接触,且接触面积相对较大,故可在患者骨质疏松时相对其他固定方式起到更好的固定效果。常常与其他固定方式联合使用以增加稳定性。

2. 包裹(conforming)　此方式常与其他交界方式联用。PMMA(聚甲基丙烯酸甲酯)及丙烯酸具有独特性质,可包绕骨骼,用以增加螺钉与骨骼的接触面强度,为螺钉提供更好的生物力学性能。

3. 骨整合(osseointegration)　此类交界方式可定义为:置入物与周围骨组织直接接触,无任何纤维结缔组织介于其间。置入物作用于骨骼的应力负荷会被分散到更大的面积上,因此能够有效降低应力梯度,保证置入物的稳定。目前具有此项应用前景的材料有钛及钛合金(Ti-13Nb-13Zr)。

脊柱内固定整体结构的稳定性不仅同置入物与骨的交界方式有关,还同置入物各个部件之间的交界方式相关。部件之间联合越紧密,对整体稳定性的贡献就越大。部件结合的紧密程度与其间的静摩擦力直接相关。因此,在实际情况下衔接部位松紧度较为恒定的前提下,改变材料的表面性能尤为重要。使置入物拥有细小凹凸的表面虽然可增加静摩擦力,但却容易引起置入物被电解或腐蚀,故目前临床上仍多采用光滑、粗细均匀的圆棒。这样就要求多个置入物部件的表面均要光滑,原因在于表面类型只有相互匹配(光滑配光滑,或粗糙配粗糙)时才能获得最大的表面接触面积,才能防止部件间的松脱与滑动。

## 二、生物力学原理

### (一)基本原理

在讨论脊柱置入物应用的过程中,牛顿第三定律作为基本力学定律之一会被经常用到,它可以表述为:两个物体之间的作用力和反作用力,总是同时在同一条直线上,大小相等,方向相反。放置置入物时,整体系统内没有相对运动,作用于脊柱的力成对出现,合力为零。脊柱置入物不可能处在绝对的中立位状态下,因为人体一旦处于站立位,置入物定会受到某些力的作用而脱离原本的中立状态。根据置入物所处位置或固定方式不同,其受力状态也会有所不同,可能处在分担负荷状态或是应力遮蔽状态。因此,手术中置入物的选择至少需要考虑以下几个方面:脊柱手术的部位、融合的部位(腹侧、背侧)、生理负荷下脊柱作用于置入物的力。

在脊柱内固定物实际应用过程中,置入物会通过下列一种或多种基本生物力学机制将应力施加至脊柱:单纯撑开、三点弯曲、张力带固定及悬臂技术,悬臂技术又可进一步分为固定力臂悬臂、非固定力臂悬臂、应用力臂悬臂。通常情况下,即使最简单的置入物都会涉及以上多种力学原理。例如,常见的前路钉板固定,可能会应用到悬臂技术、单纯撑开、张力带固定或三点弯曲原理(图 2-10)。

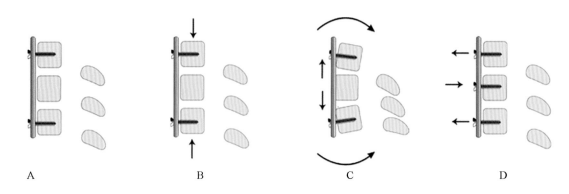

图 2-10　应用多种力学原理并起到多种作用的置入物

　　A. 腹侧的颈椎固定力臂悬梁臂固定;B. 通过单纯撑开原理,可对抗轴向压力(箭头所示);C. 通过张力带固定原理,可对抗颈椎过伸(弯曲箭头所示);D. 若在中点增加一处固定,通过三点弯曲原理(箭头所示),亦可对抗水平位移

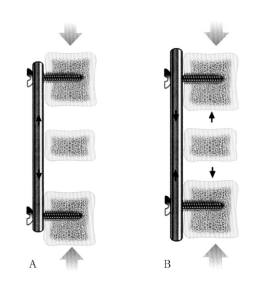

图 2-11　A. 脊柱被拉伸状态下放置钉板。此情况应尽量避免。因为这样会导致钉板系统承担更大的轴向负荷,产生应力遮蔽的同时,钉板交界处也更容易断裂。B. 脊柱被压缩状态下放置钉板。此做法可使脊柱自身结构(组织被压缩后产生的反弹力)分担部分轴向负荷,因此钉板需承担的负荷变小

　　以上这种前路钉板固定方式常会应用于颈椎。因其处于瞬时旋转轴(IAR)的腹侧,可以起到使颈椎后伸的作用,同时还会承担脊柱的轴向负荷。在腹侧钉板系统的实际应用中,应尽量避免在脊柱被拉伸的状态下放置(图 2-11)。因为这样会导致钉板系统承担更大的轴向负荷,产生应力遮蔽的同时,钉板交界处也更容易断裂。而若在脊柱被压缩的状态下放置钉板,则可使脊柱自身结构(组织被压缩后产生的反弹力)分担部分轴向负荷,因此钉板需承担的负荷会变小。可以想象,若放置钉板时脊柱本身的轴向压缩力足够大(等于钉板上方躯干的总重量),那么人体静止站立时钉板将不承担任何轴向压力。

　　下面将逐个介绍前文提到的六种力学原理。

（二）单纯撑开(simple distraction)

　　单纯撑开被用于重建椎体高度时十分有效。它既可以应用于腹侧也可以应用于背侧,撑开力的方向垂直于 IAR(图 2-12),故可产生弯矩,造成旋转运动。当撑开位于 IAR 腹侧时,可造成脊柱伸展。而位于 IAR 背侧的撑开可造成脊柱屈曲(图 2-13)。撑开恰好应用于 IAR 上时,则仅会起到

承担轴向负荷的作用而不会产生弯矩并引发脊柱旋转。然而实际应用过程中,放置于腰椎 IAR 背侧比较少见,因为其仅有促进脊柱后凸的作用,临床意义较小。单纯撑开常可以与三点弯曲器械联合应用,中央腹侧的固定用作支撑点。

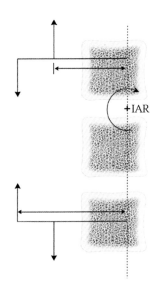

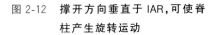

图 2-12　撑开方向垂直于 IAR,可使脊柱产生旋转运动

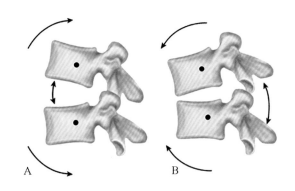

图 2-13　A. 撑开位于 IAR 腹侧可造成脊柱伸展;B. 位于 IAR 背侧可造成脊柱屈曲

### (三)三点弯曲(three-point bending)

三点弯曲固定由两端的端点及中间的支点组成,支点力的方向与两个端点的力方向相反,大小相等(图 2-14)。临床上此原理常用于椎体的减压或矢状位脊柱畸形的矫正。日常生活中常可见到应用三点弯曲的例子,比如跳水时的跳板(图2-15),一端通过向下的力作为支持,另

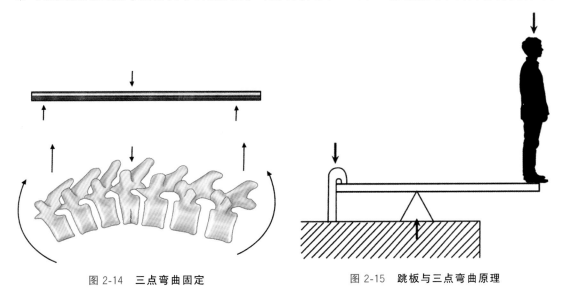

图 2-14　三点弯曲固定

图 2-15　跳板与三点弯曲原理

一端同时承担人体向下的重力,而中间的支撑点给予跳板向上的支撑。应用三点弯曲原理进行脊柱后路内固定时,支点常选取在需要减压的椎体背侧以达到最佳效果。实际手术操作过程中,为使支点能够处在上述最佳位置,可以弯曲棒使其与人体良好贴合,或在棒的支撑点位置放置套管以增加其外径。另外,若理论最佳支撑点因受伤较重无法用作支撑时,可选取其上方及下方分别作为支点,形成由两个支点组成的四点弯曲固定,其效果与三点弯曲固定相近。但三点弯曲仍有其不足之处:①将棒弯曲到适当的形状十分困难;②多次调整弯曲棒会产生金属疲劳最终导致棒更易损坏;③圆柱体的棒会在与钩的连接处出现不可避免的旋转,导致弯曲偏离原有的矢状面。临床上,三点弯曲常与单纯撑开固定同时应用。此两者独立于彼此,分别作用于脊柱(图 2-16)。

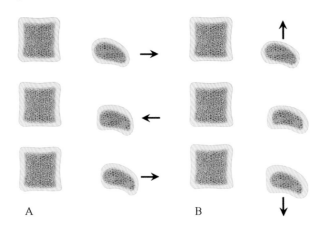

图 2-16　三点弯曲常与单纯撑开固定同时应用。此两者(A,B)独立于彼此分别作用于脊柱

## (四)张力带固定(tension-band fixation)

张力带固定是通过使用钢丝、弹簧、夹等刚性固定器械在脊柱腹侧或背侧进行固定的一种方式。张力带固定在器械与脊柱的接触点对脊柱施加压力。与单纯撑开固定类似,其对脊柱施加的作用力垂直于瞬时旋转轴(图 2-17),根据固定所处的腹、背侧位置不同,可使脊柱产生屈、伸运动。张力带固定应用于背侧使脊柱伸展,应用于腹侧使脊柱弯曲。内固定使脊柱产生弯曲的难易度与作用力的力矩及弯曲过程所涉及的韧带弹性有关。以上这两方面影响因素在脊柱的腹侧与背侧恰好相互抵消(腹侧张力带固定时力矩较长,但限制脊柱前屈的韧带较坚韧;背侧力矩较短,但限制脊柱伸展的韧带较薄弱),使得无论应用在腹侧或是背侧,张力带固定(或单纯撑开固定)使脊柱屈曲或伸展的难易度均相近。张力带固定有以下几点需要注意:①可能会导致硬膜外组织(间盘,骨)突入椎管(图 2-18 A)。故采取此种内固定前应先行椎管减压再行张力带固定。②此种固定无法承担轴向负荷。故应提前确保原有结构足以承重,否则需先行修补(图 2-18 B)。③张力带固定无法控制水平位移(图 2-19)。故需提前确保脊柱拥有充分的稳定性(小关节的结构完整等)。由此可见,保持小关节结构的完整对于腰椎后路张力带固定过程中增加水平方向稳定性十分重要。但这里需要提到的是,小关节的完整并非会在任何情况下都有利于脊柱内固定的稳定。例如,在颈椎前路钉板固定时,破坏小关节反而能够提高融合成功率。其原因在于,颈椎后伸且小关节结构完整时,小关节可以承担更多的轴向负荷,这使得移植骨所承受的压力变小,从而更可能出现骨质吸收进而导致融合的失败。

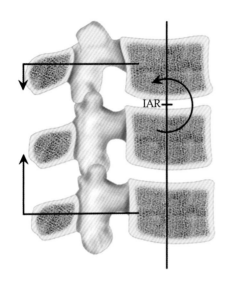

图 2-17 张力带固定作用力垂直于 IAR，
根据其腹背侧位置不同造成脊
柱屈曲或伸展

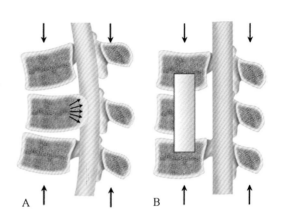

图 2-18 A. 张力带固定可能会导致硬膜组织突入
椎管；B. 张力带固定无法承担轴向负荷。
故应提前确保原有结构足以承重，否则需
先行修补

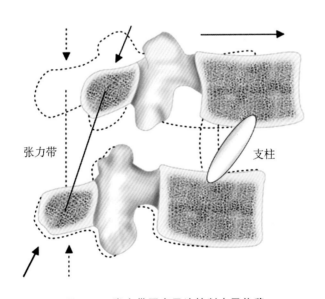

图 2-19 张力带固定无法控制水平位移

## (五) 固定力臂悬臂(fixed moment arm cantilever)

悬臂可简单定义为仅在一端承担负荷的刚性梁(图 2-20)，是设计用来跨越空间承受负荷的结构。根据受力一端的固定方式不同，可分为以下 3 种类型：固定力臂、非固定力臂、应用力臂。其中结构最简单的类型为固定力臂悬臂，它拥有可以在相对力臂较短时提供较稳固的刚性固定的优点。临床上这种固定方式的应用也最为广泛,例如刚性椎弓根螺钉固定装置(图 2-21)。此装置在人体直立时将起到良好的分担轴向负荷的作用,但这种负荷会导致弯矩的产生,且弯矩在螺钉与棒的连接处最大,所产生的应力足够使螺钉出现金属疲劳而最终导致置入物的断裂(图 2-22)。特别在螺钉内径恒定时尤为明显。另外,由于螺钉可在椎体内一定幅度转动,就会导致固定力臂悬臂在椎体稳定性丧失时不能起到防止水平位移的作用,从而出现椎体间水平侧向位移,即所谓的平行四边形样作用(图 2-23 A)。此情况可通过使螺钉内聚(图 2-23 B)、进行横连交叉固定(图 2-23 C)或延长固定结构至相邻椎体(图 2-23 D)来解决。最后一种方式还可以防止椎体在矢状面上的前后移动(图 2-24)。

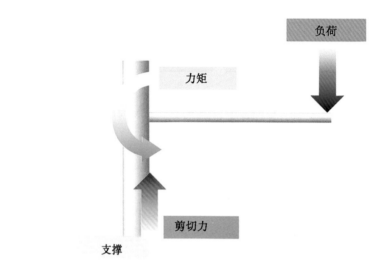

图 2-20　悬臂

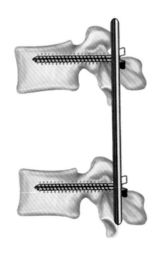

图 2-21　刚性椎弓根螺钉固定装置

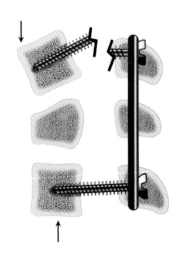

图 2-22　金属疲劳至螺钉断裂

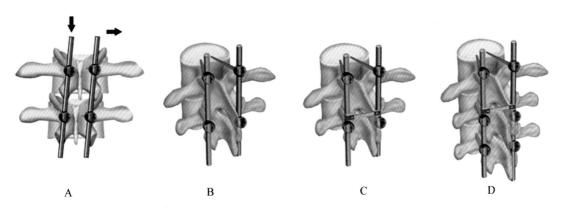

图 2-23　平行四边形样作用(A)可通过使螺钉内聚(B)、交叉(横连)固定(C)或延长固定结构至相邻椎体(D)来解决

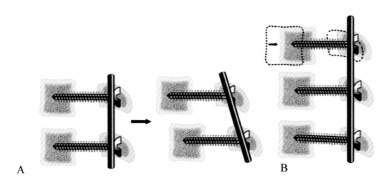

图 2-24　延长固定至相邻椎体还可以防止椎体在矢状面上的前后移动

**(六)非固定力臂悬臂(nonfixed moment arm cantilever)**

非固定力臂悬臂允许受力端(固定点)在一定范围内滑动。这样的设计将会使施加于脊柱的弯矩很小,同时承担轴向负荷能力极为有限。因此,通常只能应用于结构完整、稳定性相对较好的脊柱(图 2-25),或与能够良好承担轴向负荷的装置联合使用(如椎间融合器、椎体间移植骨块)。临床上,非固定力臂悬臂的功能基本类似于张力带固定。而当有额外螺钉进一步良好固定时,还可发挥类似三点弯曲固定的功能。

**(七)应用力臂悬臂(applied moment arm cantilever)**

应用力臂悬臂装置在被施加外力过程中,产生的弯矩作用于脊柱可以提供巨大的矫正畸形的作用。根据施加力方向的不同,可造成脊柱前屈或后伸。应用力臂悬梁臂有时可用于胸腰椎(图 2-26)。

本章主要介绍了生物力学基本原理、脊柱生物力学特性,以及脊柱置入物的特性和应用。脊柱是个复杂的力学结构,其各个组成部分结构与功能各不相同,它们协调配合,发挥脊柱的独特功能,因而了解脊柱生物力学性能是脊柱外科医生必备的基本知识。而了解脊柱置入物的特性与应用是正确选择和成功实施脊柱手术的前提。脊柱生物力学的发展是现代科学技术发展的重要体现,其作为一门跨专业的学科,需要各领域的专业人员共同努力协作,发现并解决实践中遇到的问题,从而促进脊柱外科专业的发展和进步。

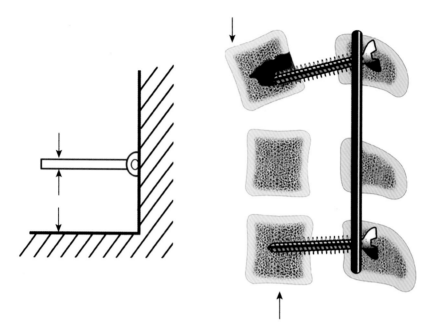

图 2-25　非固定力臂悬臂

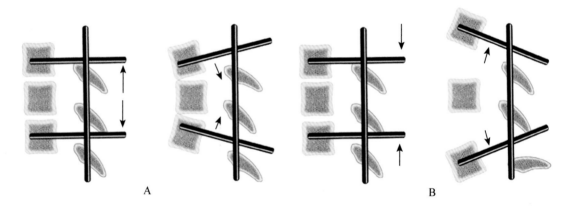

图 2-26　应用力臂悬臂

# 第 3 章

# 脊柱稳定性的影像学评价

脊柱稳定性受多种因素影响,如椎体、关节、韧带及椎弓结构的完整性等。下面提供的仅为脊柱不稳的影像学评价方法,需要指出的是,通过 X 线或 CT 诊断的椎体间不稳并不代表脊髓及神经受压的程度。是否需要治疗还需要结合脊柱受损机制及神经功能状况等进行综合评价。根据脊柱的运动学特点,脊柱不稳主要从平移和旋转运动两方面进行影像学评价。

## 一、颅颈交界区

包括枕骨($C_0$)及寰枢椎($C_1$,$C_2$),在轴位上,$C_0 \sim C_1$ 间旋转$>8°$,或 $C_1 \sim C_2$ 间旋转$>56°$,应考虑有旋转脱位的可能。

$C_1 \sim C_2$ 间水平脱位主要依据寰椎前弓后缘与齿状突前缘的间隙判断,成年人$>3$mm,小儿$>5$mm 即有寰枢椎不稳的可能(图 3-1)。前屈-后伸动力位 X 线检查有助于发现寰枢椎之间的不稳定(图 3-2)。诊断先天性或后天因素(如类风湿关节炎)引起的垂直脱位(颅底凹陷或颅底压迹)测量方法较多,主要依靠测量齿状突尖部的相对位置来判断,如超过 Chamberlain 线 3.5mm,超过 McRae 线及斜坡 Wackenheim 线,二腹肌沟线至齿状突尖的距离$<2$mm 等,均考虑有枢椎垂直脱位或颅底凹陷的可能(图 3-3)。

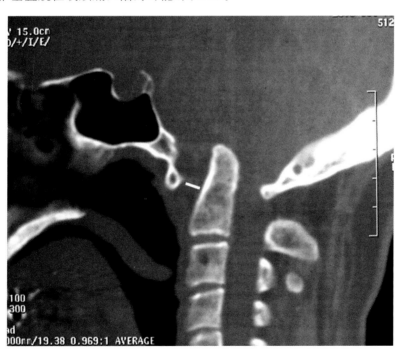

图 3-1　寰椎前弓后缘与齿状突前缘之间的间隙,成年人$>3$mm,小儿$>5$mm
　　　即有寰枢椎不稳的可能

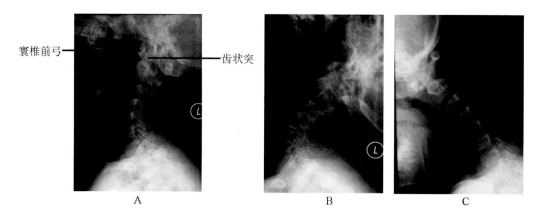

寰椎前弓———

———齿状突

A                    B           C

图 3-2　A. 中立位,侧位 X 线未见寰枢椎间的不稳,寰椎前弓与齿状突间的间隙正常;B,C. 颈椎仰头(后伸)位 X 线显示寰椎前弓与齿状突间隙正常,但低头(前屈)位显示该间隙明显增加,同时可见寰椎与枢椎间的角度明显改变

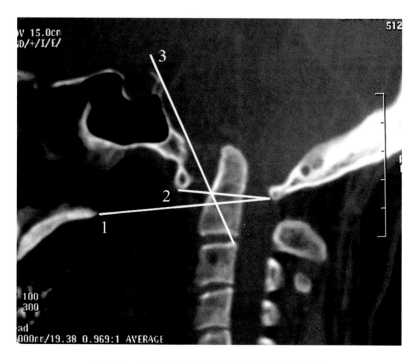

**图 3-3　枢椎垂直脱位或颅底凹陷三条参考线**

1.Chamberlain 线:硬腭后缘与枕骨大孔后下缘之间的连线,如果齿状突尖部超过该线 3.5mm 即可考虑有颅底凹陷;2. McRae 线:枕骨大孔前缘与后缘之间的连线,正常情况下,齿状突尖部不超过该线;3. Wackenheim 线:沿斜坡后缘的切线,正常情况下,齿状突尖部不超过该线

## 二、颈　　椎

侧位 X 线或矢状位 CT 上,不管静息位还是动力位,相邻椎体间平移>3.5mm,或超过椎体前后径的 20%,即有椎体间不稳定的潜在可能性(图 3-4)。从旋转角度来判断,静息位上相邻节段间角度>11°,或动力位上单节段间的角度>20°,也可以诊断为椎体间不稳(图 3-5)。

同时有静息位及动力位 X 线的情况下,应根据动力位测量。

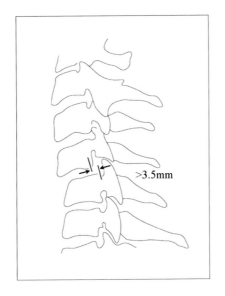

图 3-4　颈椎中立位上,椎体间平移>3.5mm 或超过椎体前后径的 20%,为椎体间不稳

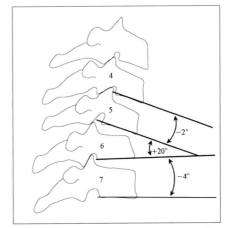

异常角度20°-(-2°)=22°,或 20°-(-4°)=24°,均>11°

图 3-5　中立位时,相邻节段间的角度超过 11°,或动力位上单节段的角度>20°,也是椎体间不稳的影像学证据

## 三、胸　　椎

椎体间水平移位>2.5mm 或超过椎体前后径的 20%;相邻椎体间旋转>5°,为椎体间不稳的影像学诊断标准。

## 四、腰　　椎

不管静息位还是动力位上,椎体间水平移位超过 4.5mm 或椎体前后径的 15%,即有椎体间不稳的可能性(图 3-6)。从旋转角度判断,静息位上相邻椎体间角度>22°(图 3-7),或动力位上 $L_1 \sim L_2$,$L_2 \sim L_3$,$L_3 \sim L_4$ 间夹角>15°,$L_4 \sim L_5$ 成角>20°,$L_5 \sim S_1$ 成角>25°(图 3-8),均应考虑存在椎体间不稳。

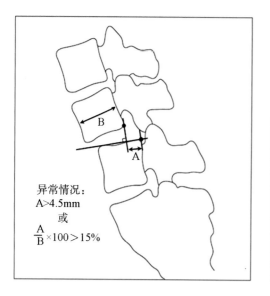

图 3-6　中立位椎体间水平位移

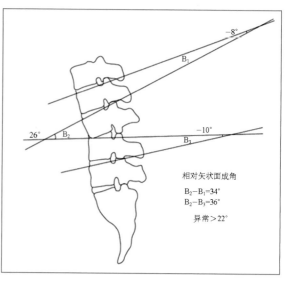

图 3-7　中立位静息位相邻椎体间角度

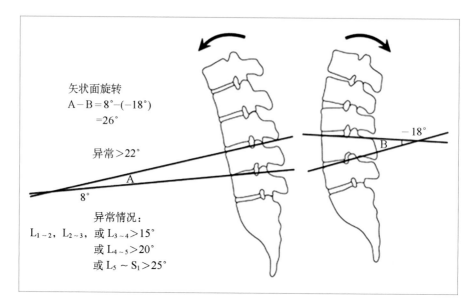

图 3-8　动力位相邻椎体间角度

## 五、脊柱畸形的基本概念

（1）端椎（the end vertebra）：椎体上/下面倾斜最大的两个椎体（上/下端椎）（图 3-9）。

（2）脊柱侧弯　凸侧的椎间隙较宽而凹侧的较窄，当椎间隙变得平行或凹侧变宽时，其相邻椎体被认为是弯曲的端椎（图 3-9）。

（3）Cobb 角：垂直于上下端椎终板平行线的两条直线的夹角（图 3-9）。

（4）侧弯顶点的位置（SRS 定义）：见表 3-1。

（5）$C_7$ 铅垂线（$C_7$ plumbline，$C_7$PL）：从 $C_7$ 椎体中点垂直向下，平行于 X 线片片缘的直线（图 3-10）。

（6）骶骨中垂线（Center sacral vertical line，CSVL）：从第一骶骨（$S_1$）中点垂直向上，平行于 X 线片片缘的直线（图 3-10）。

**表 3-1　侧弯顶点的位置**

| 侧弯 | 顶点 |
| --- | --- |
| 胸弯 | $T_2 \sim T_{11/12}$ 椎间盘 |
| 胸腰弯 | $T_{12} \sim L_1$ |
| 腰弯 | $L_{1 \sim 2}$ 椎间盘～$L_4$ |

（7）顶椎（the apical vertebra）：偏离 $C_7$PL（上胸弯及胸弯）或 CSVL（胸腰弯或腰弯）最远的椎体（图 3-10）。

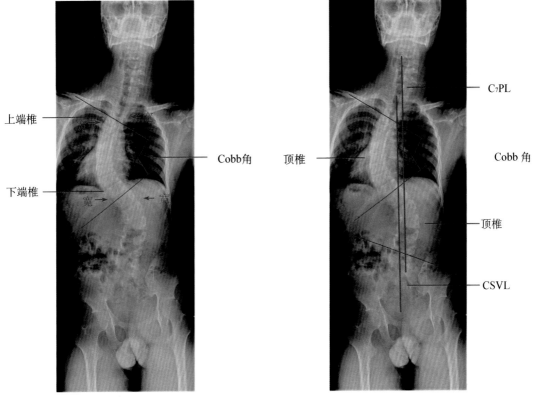

图 3-9　端椎　　　　　　　　　　图 3-10　$C_7$ 铅垂线

（8）主弯（the major curve）：站立位最大 Cobb 角的弯-通常是结构性弯（图 3-11）。

（9）次弯（the minor curve）：除主弯外的其他小弯 —可以是结构性或非结构性弯（图 3-11）。

（10）结构弯（the structural curve）：侧方弯曲位相上 Cobb ≥ 25°，后凸≥ +20°（图 3-11）。

（11）中立椎（the neutral vertebra）：没有轴向旋转的椎体（图 3-12）。

（12）稳定椎（the stable vertebra）：被 CSL 中分的椎体（图 3-12）。

（13）$C_7$PL：通过 $C_7$ 椎体中心点的铅垂线，SVA 值：$S_1$ 后上角到 $C_7$PL 的距离（正常 SVA ＜5cm）（图 3-13）。

（14）胸椎后凸角（thoracic kyphosis，TK）：$T_4$ 上终板与 $T_{12}$ 下终板的 Cobb 角（TK 20°～66°）；腰椎前凸角（lumbar lordosis，LL）$L_1$ 上终板与 $S_1$ 上终板的 Cobb 角（LL 20°～80°）（图 3-14）。

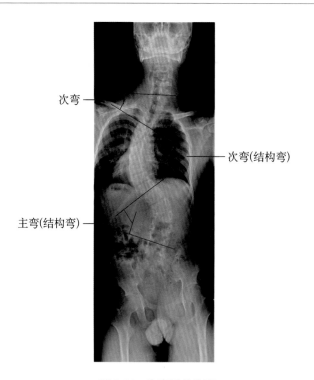

次弯

次弯(结构弯)

主弯(结构弯)

图 3-11　次弯及结构弯

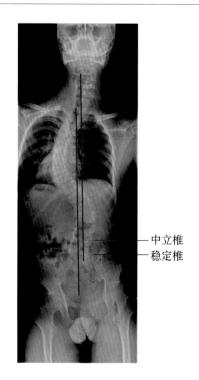

中立椎

稳定椎

图 3-12　中立椎及稳定椎

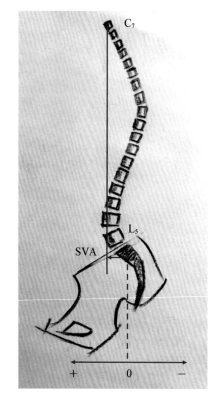

图 3-13　C₇PL

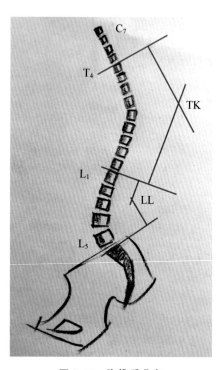

图 3-14　胸椎后凸角

（15）骨盆入射角（pelvic incidence,PI）：骶骨上终板中点与股骨头中心点连线与骶骨上终板垂线的夹角（PI 33°～82°）（图 3-15）。

（16）骨盆倾斜角（pelvic tilt,PT）：骶骨上终板中点与股骨头中心点连线与铅垂线的夹角（图 3-16）。

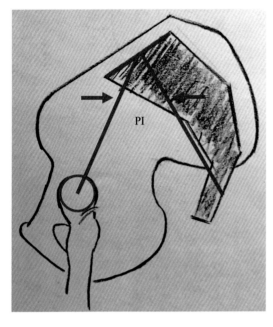

图 3-15　**骨盆入射角**

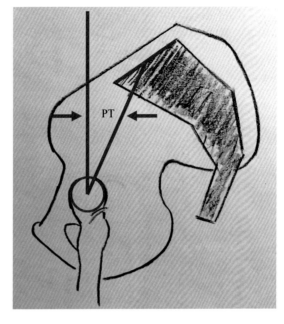

图 3-16　**骨盆倾斜角**

（17）骶骨倾斜角（sacral slope,SS）：骶骨上终板与水平面的夹角（图 3-17）。

（18）$T_1$ 脊柱骨盆倾斜角（$T_1$ spino-pelvic inclination,$T_1$SPI）：$T_1$ 椎体中点和股骨头的中点连线与经 $T_1$ 中点的铅垂线之间的夹角；$T_9$SPI：$T_9$ spino-pelvic inclination $T_9$ 椎体中点和股骨头的中点连线与经 $T_9$ 中点的铅垂线之间的夹角（$T_9$SPI＜20°）（图 3-18）。

（19）PI：对于每个个体为衡定值，术前术后不会变化：PI＝PT＋SS；LL＝PI ± 9°；SVA＜50mm（图 3-19）。

（20）椎体旋转（重绘图）：见图 3-20。

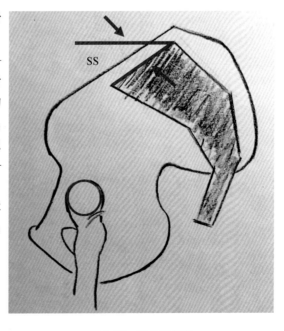

图 3-17　**骶骨倾斜角**

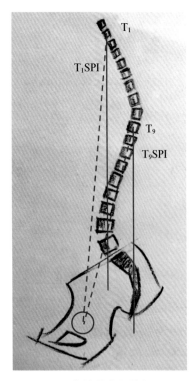

图 3-18 T₁脊柱骨盆倾斜角(T₁SPI)

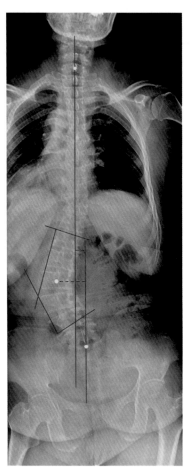

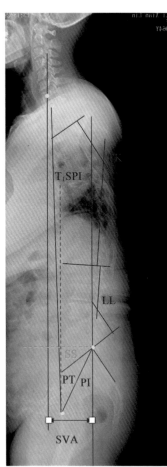

图 3-19 骨盆入射角(PI)

| 凹侧(左侧) | 右胸弯 | 凸侧(右侧) |
|---|---|---|
| | | 旋转程度 |
| 椎弓根对称 | | 0度 |
| 椎弓根位于椎体的边缘 | | Ⅰ度 |
| 凹侧椎弓根部分消失 | | Ⅱ度 |
| 凹侧椎弓根完全消失 | | Ⅲ度 |
| | | Ⅳ度 |

图 3-20 椎体旋转

## 六、颈椎矢状位平衡

人类的神经——感觉轴使得环境和人体运动及姿势保持协调。其中视觉信息作为主要的信息来源使人类可以躲避障碍物，而信息采集也需要适应直立的姿势从而与周围环境的交互达到最大化。这种视觉与直立姿势相协调导致了"平衡"的这一概念的产生。维持平衡首先是保持头的中立位，这一概念首先由 Broca 在 19 世纪提出，被定义为两个方面：水平注视及最小能量消耗。维持直立姿势及水平凝视是日常生活中正常活动的基础。脊柱并非唯一维持平衡的结构，骨盆和下肢也是维持平衡的结构。Dubousset 首次将骨盆作为重要的部分纳入全脊柱序列的评估并引入了经济圆锥的概念(图 3-21)。这个圆锥起始于足部，向上投射决定了躯体在最小能量消耗的情况下活动的范围。如果脊柱序列是理想的，患者可以在这个经济圆锥范围内维持直立姿势并且可以无痛的直立休息和运动。如果躯体被迫超出这个圆锥(如脊柱畸形)，能量消耗就会增加以满足代偿机制(如膝盖弯曲、骨盆旋转等)，如果内在代偿机制仍不能满足，患者甚至可能需要辅助设施及过量的能效消耗来维持平衡。因此，脊柱畸形导致次优的脊柱序列，使得维持直立姿势和平衡的能量消耗增加，这些患者依靠颈椎前凸、骨盆后旋及其他代偿机制，使得头和骨盆保持适当的位置。

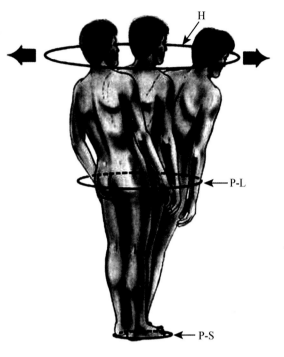

**图 3-21 经济圆锥**

注：经济圆锥是指自足部开始向上投射的圆锥形范围，躯体在此范围内活动消耗能量最少且不需要外部支持。H，头；P-L，骨盆水平；P-S，多边形支撑点

引自：Dubousset J. Three-dimensional analysis of the scoliotic deformity

全脊柱序列可以通过测量患者在静止位置时的 X 线平片数据获得，通过这些数据可以了解头、躯干及骨盆的关系，从而了解身体代偿的机制。几何上测量评估水平注视由 Simmons 在 1992 年首次提出使用颏-眉角(CBVA)进行描述。CBVA 是指前额到颏的连线与铅坠线之间的夹角，该参数最先被用于定量描述强直性脊柱炎患者躯干弯曲畸形的程度。最初，该夹角是测量患者与铅锤线的角度，继而改进为测量站立位 X 线平片上的角度。随着利用椎体截骨技术矫正脊柱序列的手术技术的发展，CBVA 逐渐被医生用于评估手术效果。例如，强直性脊柱炎患者存在明显的视野受限，如果过度矫正 CBVA 会对水平注视产生负面影响，因此术中必须注意不能过度矫正 CBVA。Sengupta 等在一篇个案报道中描述了一种新的颈椎前屈的截骨技术以改善过度矫正的 CBVA 及视线角度，文中着重介绍了患者由不适合的水平注视角度带来的日常生活困难。见图 3-22。

利用 CBVA 评估水平注视的主要缺陷在于颏和眉作为解剖标志在传统 X 线平片上并不容易测量。因此一些其他参数被引入以代替 CBVA 评价水平凝视。Lafage 等比较了视线斜率(SLS)及 McGregor's 斜率(McGS)与 CBVA 的关系,认为 SLS 和 McGS 与 CBVA 密切相关,可以被用来作为替代参数。其中,SLS 是 Frankfort 平面与水平面的夹角,McGS 是硬腭与枕骨大孔后缘连线同水平面的夹角。研究同时揭示了影像学参数与功能丧失的关系,利用 ODI(Oswestry DisabilityIndex)作为评价标准,以 40 分作为轻度功能丧失的阈值,CBVA 角度应当在$-4.8°\sim17.7°$。

除了 CBVA 外,还有一些其他的参数被用来描述颈椎矢状位序列:$T_1$ 斜率($T_1$ 上终板与水平面的夹角),$C_2\sim C_7$ 颈椎前凸,即 CL($C_2$ 上终板与 $C_7$ 下终板的夹角或 $C_2$ 椎体后缘与 $C_7$ 椎体后缘的夹角),$O\sim C_2$ 上颈椎前凸(枕骨大孔下缘与 $C_2$ 下终板的夹角),$C_1\sim C_2$ 颈椎前凸(寰椎下缘与 $C_2$ 下终板的夹角),$C_2\sim C_7$ 铅垂线,即 $C_2\sim C_7$ SVA($C_2$ 椎体中心至铅垂线的距离与 $C_7$ 椎体后上角至铅垂线距离之差),重力中心 SVA(CGH)$\sim C_7$ 铅垂线(外耳道至铅垂线距离与 $C_7$ 椎体后上角至铅垂线距离之差)(图 3-23)。

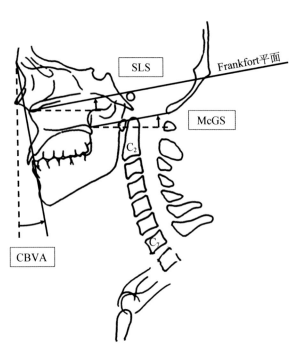

**图 3-22 颅骨测量参数**

**颅骨测量参数:颏-眉角(CBVA),视线斜率(SLS)及 McGregor's 斜率(McGS)**

(引自:Lafage R,Challier V,Liabaud B,et al. Natural Head Posture in the Setting of Sagittal Spinal Deformity:Validation of Chin-Brow Vertical Angle, Slope of Line of Sight, and McGregor's Slope With Health-Related Quality of Life)

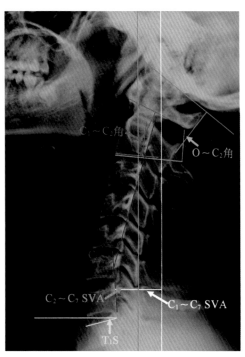

**图 3-23 颈椎矢状位序列测量参数**

颈椎矢状位序列测量参数:$T_1$ 斜率($T_1$ 上终板与水平面的夹角),$C_2\sim C_7$ 颈椎前凸-CL Cervical lordosis($C_2$ 上终板与 $C_7$ 下终板的夹角或 $C_2$ 椎体后缘与 $C_7$ 椎体后缘的夹角),$O\sim C_2$ 上颈椎前凸(枕骨大孔下缘与 $C_2$ 下终板的夹角),$C_1\sim C_2$ 颈椎前凸(寰椎下缘与 $C_2$ 下终板的夹角),$C_2\sim C_7$ 铅垂线($C_2$ 椎体中心至铅垂线的距离与 $C_7$ 椎体后上角至铅垂线距离之差),重力中心$\sim C_7$ 铅垂线(外耳道至铅垂线距离与 $C_7$ 椎体后上角至铅垂线距离之差)

　　大量研究揭示了脊柱矢状位序列与健康相关生活质量（HRQOL）的关系，外科医生逐渐认识到骨盆作为矢状位序列调节工具的重要性并将治疗成人脊柱畸形的关键转移至达到脊柱—骨盆和谐。

　　除了对全脊柱矢状位序列的研究，颈椎局部矢状位序列近来也受到越来越多的关注。Matsubayashi 等认为对于枕颈融合的患者，$O \sim C_7$ 角度将受 $T_1S$ 调节，两者呈正相关；$O \sim C_7$ 可分解为 $O \sim C_2$ 及 $C_2 \sim C_7$，$O \sim C_2$ 与 $C_2 \sim C_7$ 负相关，$O \sim C_2$ 角度术后增加导致 $C_2 \sim C_7$（CL）代偿性减小，两者协调作用，共同维持 MGS 角度不变，达到水平注视；MGS 与 $T_1S$ 术后无显著变化（图 3-24）。对于 $C_1 \sim C_2$ 融合的患者，Yoshimoto 等也有类似结论，即 $C_1 \sim C_2$ 融合形成过度前凸，使得术后枢椎以下颈椎（$C_2 \sim C_7$）代偿性后凸。因此，在行 $O \sim C_2$ 或 $C_1 \sim C_2$ 融合时，不应将被融合的节段固定在过度前凸的角度，以避免 $C_2 \sim C_7$ 进行额外代偿，从而维持下颈椎（$C_2 \sim C_7$）的生理矢状位序列良好。此外，Lee 等揭示了 CL 可能还受到胸段脊柱及肋骨的调节。胸廓入射角（TIA），作为颈胸段的参数可能成为像骨盆入射角（PI）预测腰椎前凸（LL）一样的指标。$T_1S$-CL 可能在颈椎矢状位畸形患者中承担同 PI-LL 类似的功能。Iyer 等认为 CL、$T_1S$ 及 $T_1S$-CL 均与颈椎功能丧失指数（NDI）呈负相关，同时 $T_1S$-CL 减少及 $C_2 \sim$

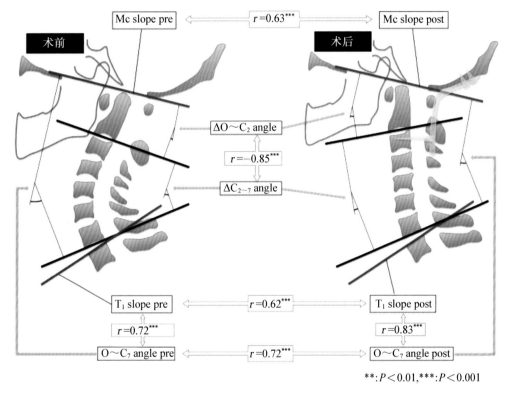

**：$P < 0.01$，***：$P < 0.001$

图 3-24　颈椎序列代偿与调节

枕颈融合后颈椎矢状位序列的代偿：$O \sim C_7$ 角度将受 $T_1S$ 调节，两者呈正相关；$O \sim C_7$ 可分解为 $O \sim C_2$ 及 $C_2 \sim C_7$，$O \sim C_2$ 与 $C_2 \sim C_7$ 呈相关，$O \sim C_2$ 角度术后增加导致 $C_2 \sim C_7$ 角度代偿性减小，两者协调作用，共同维持 MGS 角度不变，以达到水平注视

（引自：Yoshitaka M，Takachika S，Hirotaka C，et al. Correlations of Cervical Sagittal Alignment before and after Occipitocervical Fusion）

$C_7$ SVA 的增加均可作为预测 NDI 增加的独立参数。Ames 等研究也认为 $C_2 \sim C_7$ SVA 与 NDI 呈正相关,且 $C_2 \sim C_7$ SVA 的阈值为 40mm,同时 $C_2 \sim C_7$ SVA 与 $C_1 \sim C_2$ 前凸呈正相关,表明颈椎矢状位各个参数相互关联使得颅颈矢状位序列自动调节以维持水平注视,这种关系类似于骨盆的各个矢状位参数相互关联以维持直立姿势。

综上,脊柱矢状位序列使人能够保持直立并能水平注视,颈椎的局部矢状位序列是维持水平注视的重要组成部分,其各个参数相互协调,可以在一定范围内使颅颈矢状位序列最优化以维持水平注视。因此,为了获得良好的手术效果,除了手术入路、减压彻底、良好复位及合理内固定等传统关注点,颈椎局部矢状位序列也应是外科医生需要着重关注的方面。

# 第 4 章

# 颅颈交界区后路螺钉固定

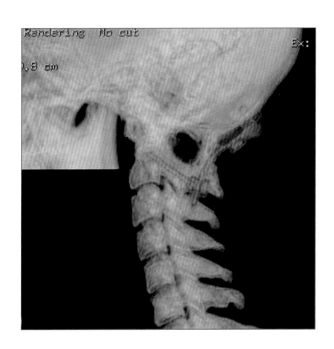

• 颅颈交界区主要包括枕骨大孔(包括枕髁)、寰椎、枢椎及相关的韧带、关节、血管(如椎动脉)、延髓脊髓和后组脑神经等结构。由于位置深在、结构及生物力学复杂、功能重要等特征,这一区域手术操作的难度及风险均较大。

• 颅颈交界区病变多种多样,主要包括颅底凹陷、寰枢椎脱位、外伤、肿瘤等,因此,应根据不同的病变选择不同的手术及内固定方式。目前,颅颈交界区手术入路包括前方经口咽/鼻咽、后正中、侧方及前/后方联合入路等。因此,相应的固定方式有前方钉板系统、齿状突中空螺钉、后方椎弓根及侧块螺钉等技术。

# 第一节　解剖及影像学解剖

见图 4-1 至图 4-9。

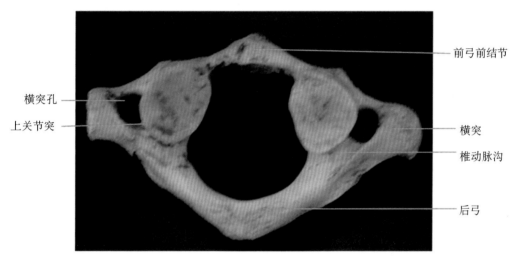

图 4-1　$C_1$ **上面观**

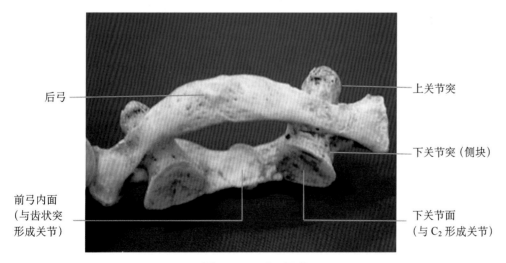

图 4-2　$C_1$ **后下面观**

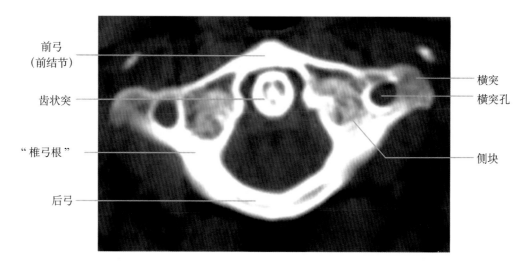

前弓
（前结节）

齿状突

"椎弓根"

后弓

横突

横突孔

侧块

图 4-3　C₁CT 轴位

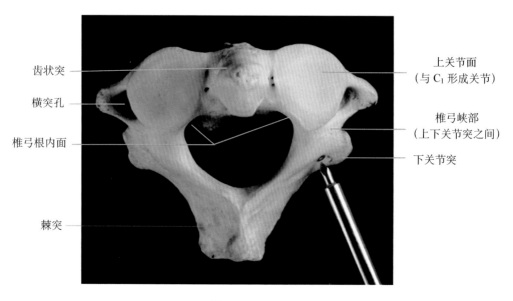

齿状突

横突孔

椎弓根内面

棘突

上关节面
（与 C₁ 形成关节）

椎弓峡部
（上下关节突之间）

下关节突

图 4-4　C₂ 上面观

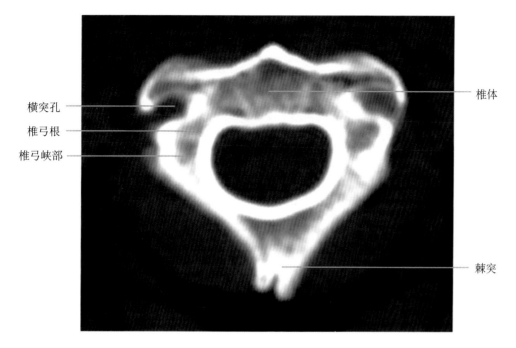

横突孔

椎弓根

椎弓峡部

椎体

棘突

图 4-5　C<sub>2</sub> CT 轴位

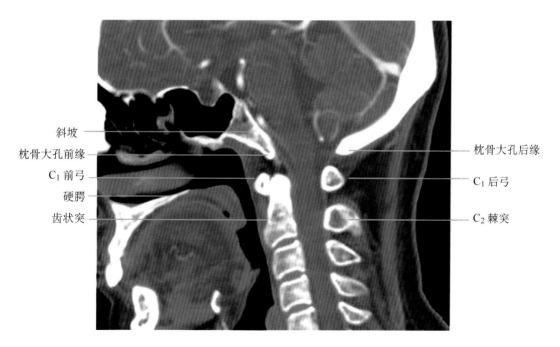

斜坡

枕骨大孔前缘

C<sub>1</sub> 前弓

硬腭

齿状突

枕骨大孔后缘

C<sub>1</sub> 后弓

C<sub>2</sub> 棘突

图 4-6　颅颈交界区矢状位重建(中央)

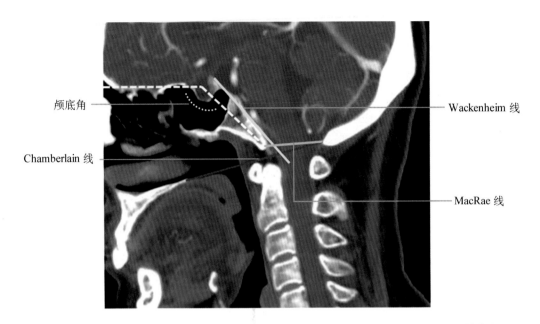

**图 4-7　颅底角：平颅前窝底水平线/垂体窝中央与斜坡下缘（枕骨大孔前下缘）连线之间的夹角**
　　Chamberlain 线：硬腭后缘与枕骨大孔后缘之间的连线；McRae 线：枕骨大孔前后缘之间的连线；Wackenheim 线：矢状位上沿斜坡后表面的切线

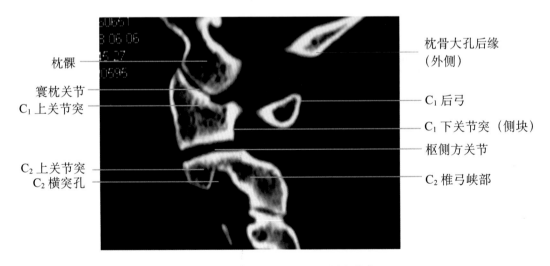

**图 4-8　颅颈交界区矢状位 CT(侧方关节)**

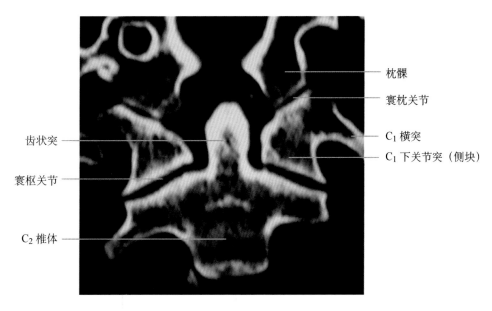

图 4-9　颅颈交界区冠状位 CT

# 第二节　螺钉植入技术

见图 4-10 至图 4-15。

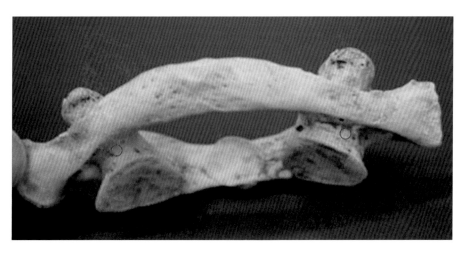

图 4-10　**寰椎(C₁)侧块螺钉**

进钉点:侧块后方中央

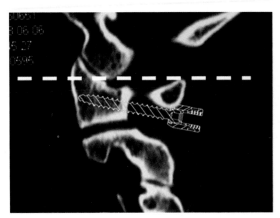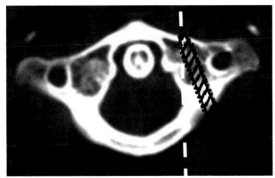

图 4-11　进钉方向和长度

矢状位:10°~15°;轴位:10°~15°;长度:22~28mm(侧块内 14~18mm)

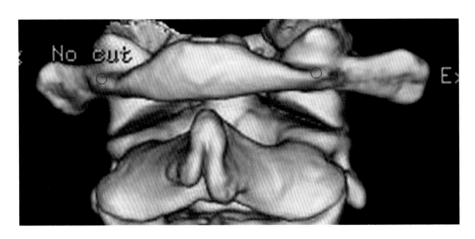

图 4-12　寰椎(C₁)"椎弓根"螺钉

进钉点:"椎弓根"在 C₁ 后弓上的投影

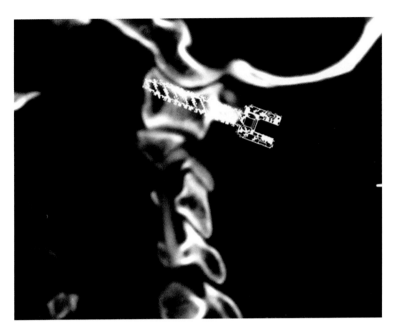

图 4-13　进钉方向和长度

根据"椎弓根"方向确定进钉角度;长度:22～28mm

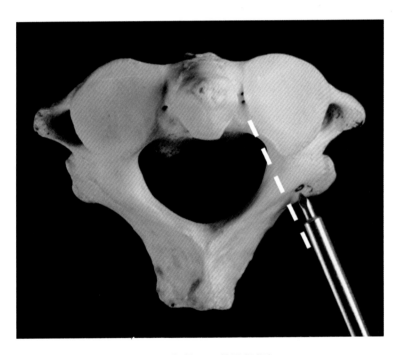

图 4-14　**枢椎(C₂)椎弓根螺钉**

进钉点:根据椎弓根与峡部连接处内上缘切线(虚线)、与椎弓根峡部后方的交点确定;提示:C₂椎弓根螺钉实际沿峡部进入,经椎弓根后,进入椎体

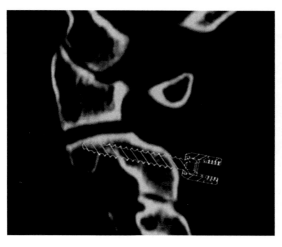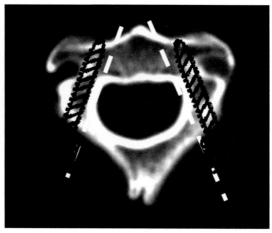

图 4-15　进钉方向和长度

根据椎弓根内上缘与峡部连接处切线方向确定进钉角度;长度:20~24mm

## 第三节　手术影像关注点

颅颈交界区先天性畸形患者,解剖结构发生变异,术前需通过二维及三维 CT 判断。许多情况下伴有椎动脉走行异常,需要特别注意,必要时应行血管造影。椎动脉的位置也影响 $C_2$ 椎弓根的大小。见图 4-16 至图 4-20。

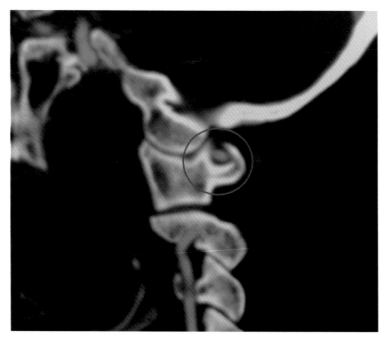

图 4-16　一般情况下,椎动脉走行在 $C_1$ 上方的椎动脉沟内,但有些情况下,椎动脉沟形成
"椎动脉管"。因此,$C_1$"椎弓根"螺钉植入时应特别注意

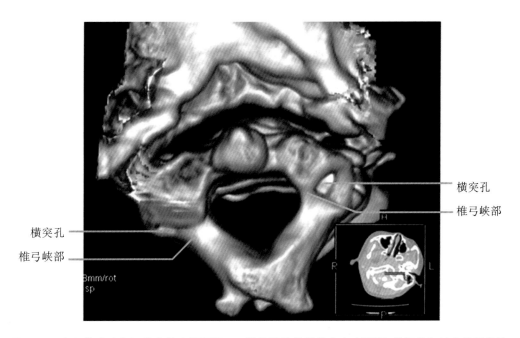

横突孔

椎弓峡部

横突孔

椎弓峡部

图 4-17　由于椎动脉先天发育及走行不同，$C_2$ 椎弓根及峡部的大小也不同，螺钉植入时应特别关注

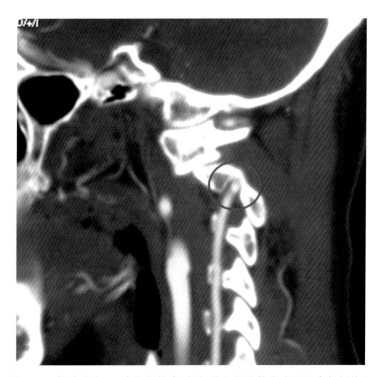

图 4-18　椎动脉在 $C_2$ 内位置较高，螺钉植入风险较大或不适合螺钉植入

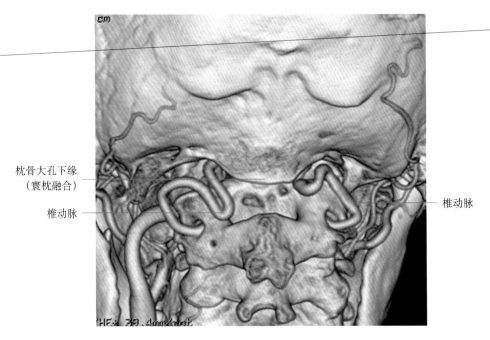

枕骨大孔下缘
（寰枕融合）

椎动脉

椎动脉

图 4-19 颅颈交界区畸形,尤其寰枕融合的患者,椎动脉走行异常常见,如走行在 $C_1$ 后弓下方、椎动脉开窗等。该病例双侧椎动脉走行异常,手术显露过程中需要特别注意

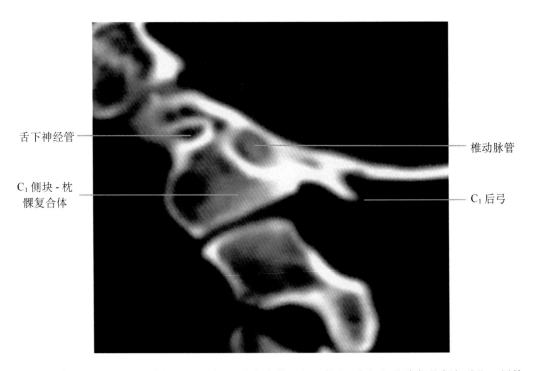

舌下神经管

椎动脉管

$C_1$ 侧块 - 枕髁复合体

$C_1$ 后弓

图 4-20 寰枕融合后,$C_1$ 侧块与枕髁融合,形成复合体。但习惯上,我们仍称该部位螺钉为"$C_1$ 侧块螺钉"

# 第四节　临　床　病　例

## 一、C<sub>1</sub>"椎弓根"/侧块～C<sub>2</sub>椎弓根螺钉

### (一)适应证

$C_1$ 侧块解剖正常,可首选 $C_{1\sim2}$ 椎弓根螺钉,如齿状突小骨(os odontoideum)、外伤横韧带撕裂及炎性病变(类风湿)引起的寰枢椎脱位等。

### (二)病例

**病例 1**

- 女性,45 岁。
- 进行性四肢麻木无力。
- 查体:四肢肌力 V 级,腱反射亢进,双侧 Hoffman 征及双侧 Babinski 征阳性。
- 诊断:齿状突小骨引起的寰枢椎脱位。

见图 4-21 至图 4-33。

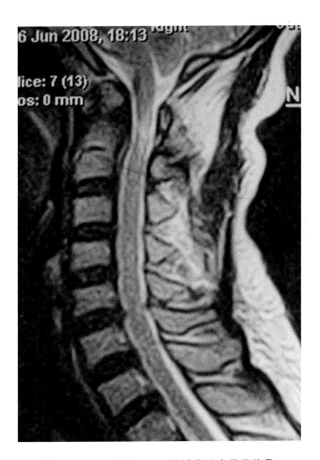

图 4-21　MRI 显示,$C_{1\sim2}$ 区域脊髓内异常信号

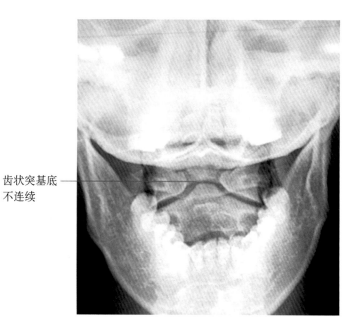

齿状突基底
不连续

图 4-22　张口位 X 线显示,齿状突基底部不连续,类似骨折线

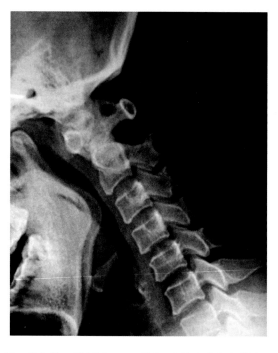

图 4-23　低头位 X 线显示,C$_{1\sim2}$ 脱位,齿状突尖部与基底不连续

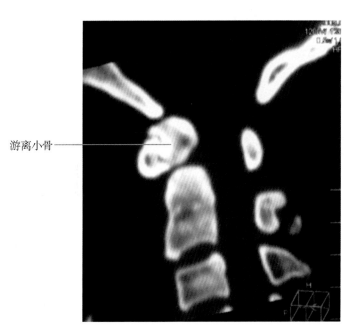

图 4-24　CT 显示,齿状突游离小骨

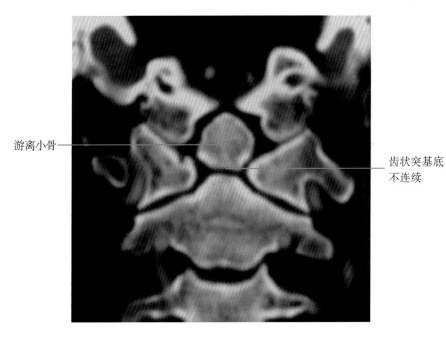

图 4-25　CT 显示,齿状突基底不连续及游离小骨

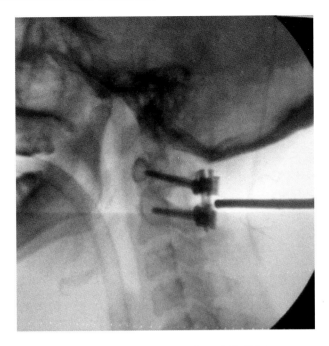

图 4-28　术中 X 线显示,螺钉固定位置良好

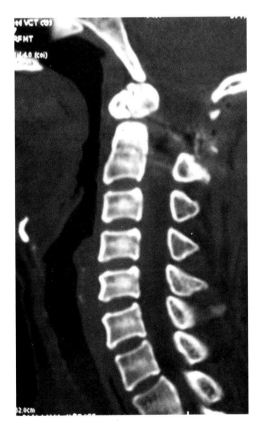

图 4-29　术后 CT 显示,寰枢椎对位良好

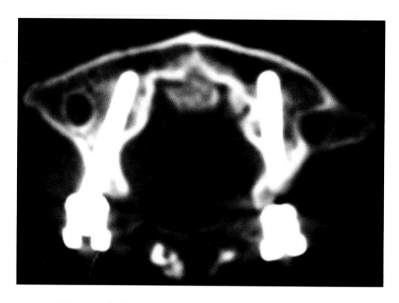

图 4-30  术后 CT 显示,两侧寰椎"椎弓根"螺钉位置良好

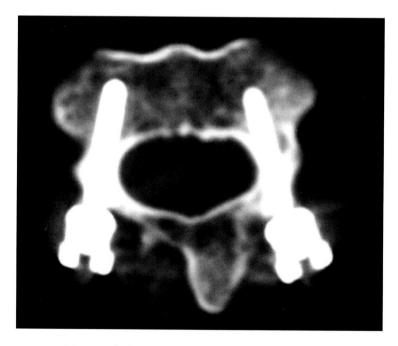

图 4-31  术后 CT 显示,两侧枢椎椎弓根螺钉位置良好

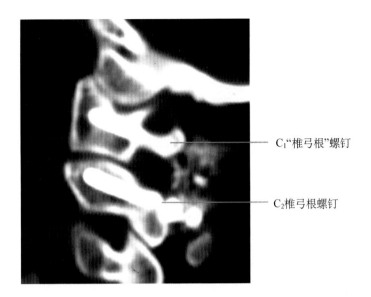

图 4-32　术后 CT 矢状位重建显示，$C_1$ 及 $C_2$ 螺钉位置良好

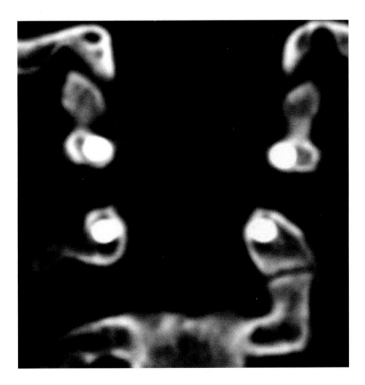

图 4-33　CT 冠状位重建显示，寰椎及枢椎螺钉位置良好

**病例 2**

- 女性，57 岁。
- 进行性四肢无力伴呼吸困难。

- 查体:四肢肌张力稍高,肌力Ⅲ～Ⅳ级,腱反射亢进,双侧 Babinski 征阳性。
- 诊断:齿状突游离小骨引起寰枢椎脱位。

见图 4-34 至图 4-38。

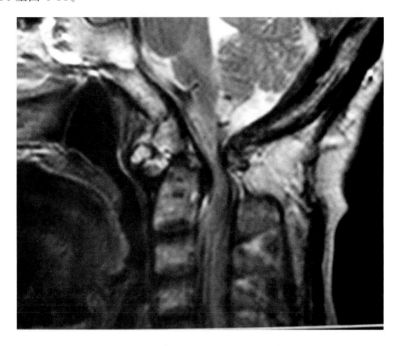

图 4-34　MRI 显示,$C_1$ 水平脊髓严重受压变形

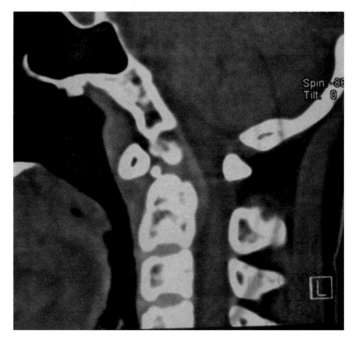

图 4-35　CT 显示,齿状突尖部终末小骨,与基底不连续

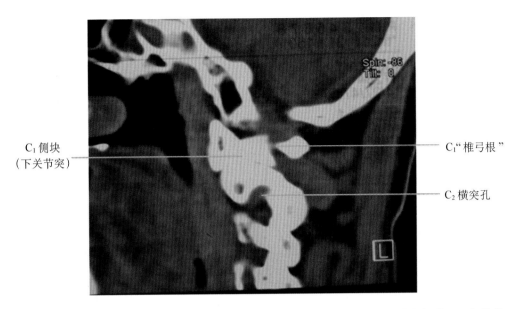

C₁ 侧块
（下关节突）

C₁"椎弓根"

C₂横突孔

图 4-36 CT 显示,两侧寰椎侧块发育良好,但"椎弓根"较小,因此只适合侧块螺钉植入。枢椎横突孔位置稍高,提示枢椎椎弓根螺钉植入困难,椎动脉损伤风险高

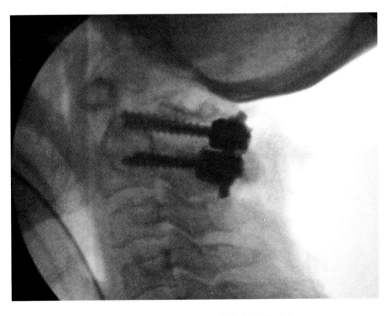

图 4-37 术后 X 线显示,寰枢椎对位良好

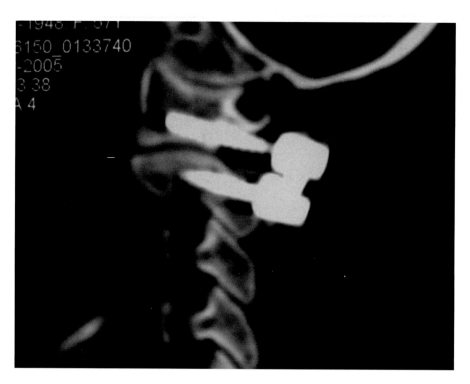

图 4-38 术后矢状位 CT 显示,$C_1$ 侧块螺钉位置良好,$C_2$ 椎弓根螺钉透过横突孔上壁

**(三)提示**

尽管许多情况下齿状突小骨引起的寰枢椎脱位也有可能在发病前有轻微的外伤,但仍然与单纯外伤引起的齿状突骨折不同,齿状突外伤的骨折线两断端为骨松质,而齿状突小骨尽管也表现为齿状突之间的不连续,但两端均为骨皮质。由于两者之间发病机制不同,治疗选择上有所差异。外伤造成的齿状突基底部骨折,可以选择前路齿状突中空螺钉,也可选择后路 $C_1 \sim C_2$ 固定,但不做植骨融合,待齿状突骨折自行融合后,再拆除内固定装置,以恢复寰枢椎之间的活动。齿状突小骨引起的寰枢椎脱位,则在行 $C_1 \sim C_2$ 固定后,需要植骨融合。

$C_1 \sim C_2$ 应固定在中立位。有研究指出,$C_1 \sim C_2$ 角度的改变会引起下颈椎曲度相应改变。下颈椎前凸增加有引起吞咽困难的可能,而下颈椎变直甚至后凸则有可能引起椎间盘的改变。

## 二、枕骨~$C_2$ 椎弓根螺钉

**(一)适应证**

寰枕融合伴有寰枢椎脱位的患者,$C_1$ 侧块与枕髁融合,可选择枕骨~$C_2$ 椎弓根螺钉(图 4-39)。

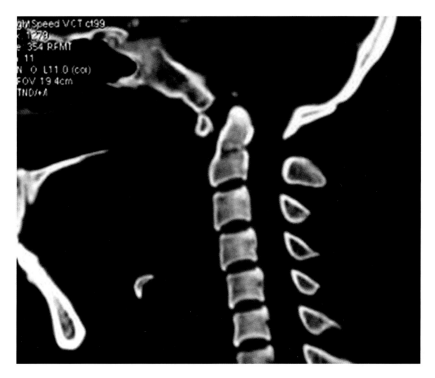

图 4-39　对于颅底凹陷合并寰枢椎脱位的患者,可以首先采用后路螺钉复位固定技术。这样多数患者可以避免经口腔手术齿状突切除

**(二)后路复位矫形技术要点**

　　寰枢椎脱位(atlantoaxial dislocation,AAD)是临床上比较常见的颅颈交界区疾病,可以由多种原因引起,如外伤、炎症、颅底凹陷(basilar invagination,BI)等,脊髓前方受压及枕大孔梗阻是引起症状的主要原因。近年来,随着术中复位技术的进步,其治疗理念已经由单纯前方齿状突切除减压,转化为术中复位减压,尤为引人注目的是单纯后路复位矫形减压技术。另外,由于脱位或手术固定角度引起的下颈椎曲度改变也引起越来越多的关注,并推动了复位技术的发展。

　　1. 可复与不可复位评估　通过大重量(体重的 20%)颅骨牵引,尤其全身麻醉后颅骨牵引评价 AAD 是否可复为许多人所接受,但颅骨牵引的力量是否能达到手术中螺钉复位的力量目前还没有对比研究。有证据显示,全身麻醉后颅骨牵引不能复位的许多患者,术中利用螺钉的力量或松解后还可以进一步复位,因此,可复、难复及不可复等概念变得非常模糊,且标准不一。我们认为,AAD 患者,尤其合并 BI 的复杂 AAD 患者,其治疗的目的不是单纯复位,重要的还要看脊髓是否获得了良好减压。因此,单纯依靠 X 线或 CT 等影像决定手术方式存在较大缺陷。在脊髓获得良好减压的情况下,即使没有获得十分满意的复位,患者同样可以获得良好的恢复。没有必要为了追求单纯复位而进行其他的操作,增加手术的风险。

　　2. 单纯后路复位手术体位　患者气管插管全身麻醉后置于俯卧位,颅骨牵引或头架固定,使颈椎处于中立位。尽管颅骨牵引已经不再作为寰枢椎脱位手术决策的依据,但对于手术还是有一定帮助的。有些脱位在牵引后确实可以直接复位,更重要的是牵引可以协助改善全颈椎曲度。由于术中 C 臂分辨率低,尤其合并 BI 的患者,齿状突陷入枕大孔,许多情况下,图像难以分辨,如果有条件,建议使用术中 CT 或 O 臂。

3. 螺钉固定方式选择　对于不合并寰椎融合的患者,如齿状突游离小骨引起的寰枢椎脱位,往往选择 $C_1$ 侧块或椎弓根与 $C_2$ 椎弓根螺钉固定技术;合并寰椎融合的寰枢椎脱位患者,则选择枕骨与 $C_2$ 椎弓根螺钉间固定,如寰枢椎脱位合并颅底凹陷患者。如果椎动脉高跨,$C_2$ 椎弓根螺钉置钉危险,可以延长至 $C_3$ 侧块螺钉,另一侧同时采用 $C_2$ 椎弓根及 $C_3$ 侧块螺钉。即使在寰枕融合的患者,也可以选择 $C_1$ 侧块螺钉,尤其已经做过枕骨减压、不能选择枕骨固定的患者。不过,这种情况下,由于 $C_1$ 侧块往往与枕髁融合,显露及置钉要求较高。特殊情况下,可以选择 $C_2$ 椎板螺钉,但不推荐 $C_2$ 椎板与枕骨螺钉间固定。

4. 复位步骤及技术　根据复位的难易程度,可以采用单纯 Cantilever 悬臂压棒技术、螺钉间撑开复位技术,以及关节突关节间松解等不同的复位技术。对于确实不能复位、术后 MRI 检查仍有脊髓压迫的患者,可以考虑前路齿状突切除技术。

(1)Cantilever 悬臂技术:对于单纯 AAD 不合并 BI 患者,或合并 BI 但齿状突突入枕大孔不多的患者,可以直接尝试悬臂复位技术。如图 4-40,$C_1$ 侧块(椎弓根)或枕骨、以及 $C_2$ 椎弓根螺钉植入后,预弯钛棒,并将钛棒与 $C_2$ 椎弓根螺钉锁紧。锁紧过程中,利用万向螺钉特点,将钛棒远端(枕骨端)翘起。然后,通过前压钛棒远端,将钛棒与枕骨或 $C_1$ 螺钉连接。在此过程中,钛棒带动 $C_2$ 椎体向前、上旋转,到达复位的目的。

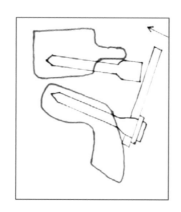

图 4-40　Cantilever 悬臂复位技术示意图

图 4-41 为一例 49 岁女性患者,因为进行性四肢麻木无力 1 年,曾在外院行颅后窝减压术,术后症状加重。MRI 提示枕骨大孔区脊髓压迫(图 4-41A),CT 提示 AAD 合并 BI(图 4-41B),全麻后 10kg 颅骨牵引,术中 O 臂提示,牵引后齿状突位置稍低,但脱位总体没有很好复位(图 4-41C),由于前次手术已经切除枕骨,本次手术选择 $C_1$ 侧块螺钉,另外,由于一侧 $C_2$ 椎动脉高跨,下方固定延长至 $C_3$ 侧块。利用 cantilever 悬臂技术,获得了满意复位(图 4-41D),脊髓获得了满意减压(图 4-41E)。

本病例说明,利用颅骨牵引作为判断 AAD 是否能够复位、并依此作为手术方式选择存在一定缺陷,手术决策应考虑到术中螺钉复位的力量。

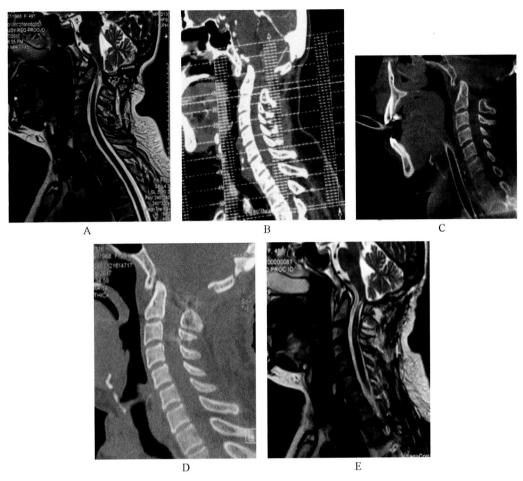

图 4-41　49 岁女性患者,因为进行性四肢麻木无力 1 年,曾在外院行颅后窝减压术,术后症状加重。MRI 提示枕骨大孔区脊髓压迫(A),CT 提示 AAD 合并 BI(B),全身麻醉后 10kg 颅骨牵引,术中 O 臂提示,牵引后齿状突位置稍低,但脱位总体没有很好复位(C),利用后路单纯 cantilever 悬臂技术,获得了满意复位(D),脊髓获得了满意减压(E)

　　(2)撑开复位技术:对于 AAD 合并严重 BI 患者,单纯利用 Cantilever 技术不能够将齿状突位置下移,利用枕骨与 $C_2$ 螺钉间撑开技术可以达到这样目的。如图 4-42,同样首先锁紧 $C_2$ 螺钉与钛棒,如果齿状突后仰明显(斜坡枢椎角较小),可以先行 Cantilever 部分复位,然后螺钉间撑开复位。为了防止撑开过程中齿状突向后倾倒造成斜坡枢椎角增大(可能引起下颈椎曲度改变及吞咽困难),螺钉间撑开过程中,$C_2$ 螺钉改锥(或借助持棒钳)向上与撑开反方向用力,可以有效控制齿状突向前、向下移动方向。

　　图 4-43 为一例 38 岁男性患者,表现为进行性步态不稳 1 年。MRI 显示齿状突压迫脊髓延髓前方,下颈椎前凸增大,$C_3$、$C_4$ 水平椎管狭窄、脊髓受压(图 4-43A),CT 提示寰椎融合、颅底凹陷合并 AAD(图 4-43B)。术中 10kg 大重量颅骨牵引后,利用 O 臂扫描(图 4-43C),齿状突角度及下颈椎曲度有所好转,但脱位没有很好复位(图 4-43D),利用 $C_2$ 椎弓根及枕骨螺钉(图 4-43E,F),借助 Cantilever 及螺钉间撑开技术,最后达到了满意复位(图 4-43G),斜坡枢椎

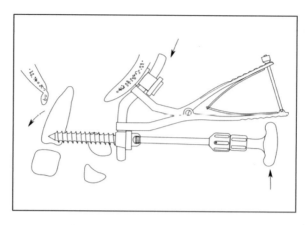

图 4-42　螺钉间撑开复位示意图

角明显好转。术后 MRI 复查见枕骨大孔区脊髓压迫完全缓解,下颈椎曲度较术前明显好转,
$C_3$、$C_4$ 水平的脊髓压迫也获得了完全缓解(图 4-43H)。下颈椎 Cobb 角由术前 66.94°改善为
33.55°(图 4-43I,J)。

　　本例患者进一步说明依靠牵引决定手术治疗方式的局限性。同时提示,颅颈交界区斜坡
枢椎角的改变可以引起下颈椎角度的改变,从而改善椎管容积及脊髓压迫。

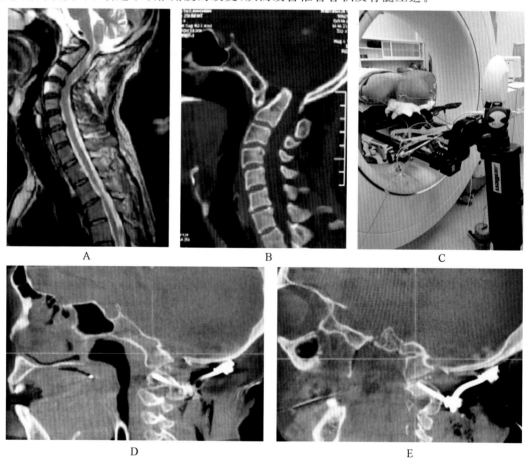

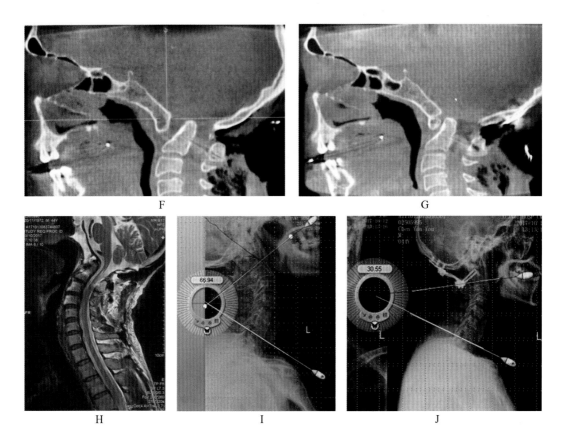

图 4-43　(A～J)38 岁男性,表现为进行性步态不稳 1 年。MRI 显示齿状突压迫脊髓延髓前方,下颈椎前
　　　　 凸增大,C<sub>3</sub>、C<sub>4</sub> 水平椎管狭窄、脊髓受压(图 A),CT 提示寰椎融合、颅底凹陷合并 AAD(B)。术
　　　　 中 10kg 大重量颅骨牵引后,利用 O 臂扫描(C),齿状突角度及下颈椎曲度有所好转,但脱位没
　　　　 有很好复位(D),利用 C<sub>2</sub> 椎弓根及枕骨螺钉(E、F),借助 Cantilever 及螺钉间撑开技术,最后达
　　　　 到了满意复位(G)。术后 MRI 复查见枕大孔区脊髓压迫完全缓解,同时 C<sub>3</sub>、C<sub>4</sub> 水平的技术压
　　　　 迫也获得了完全缓解(H)。下颈椎曲度 C<sub>2</sub>～C<sub>7</sub> Cobb 角得到了很好改善(图 I、J)

　　图 4-44 为一例 11 岁女性患儿,突发肢体无力及呼吸困难。MRI 检查提示脊髓延髓前方
严重受压(图 4-44A),CT 提示 AAD 合并严重 BI,齿状突突入枕骨大孔明显(图 4-44B)。全身
麻醉后头架固定,利用单纯后路撑开复位技术(图 4-44C),获得了很好复位(图 4-44D)及脊髓
延髓减压(图 4-44E),3 个月后枕骨与 C<sub>2</sub> 间获得了良好骨融合(图 4-44F)。

　　(3)关节间松解复位技术:对于 AAD 合并严重颅底凹陷的患者,如果利用螺钉间撑开技
术不能复位,后路关节突关节间松解还可以进一步对 AAD 复位。我们认为单纯撑开不能复
位的主要原因是寰枢侧方关节,即关节突关节间骨性绞索。需要指出的是,关节间松解需要逐
步松解至关节前方,而不是单纯从后方打开关节囊。关节间松解复位后,需要进一步清除终板
软骨,并在关节间植入骨块或 cage,这样不仅可以防止再脱位的发生,也有利于骨性融合。螺
钉植入方式同上,关节间植入骨块或 Cage 后,往往需要结合 Cantilever 复位技术达到 AAD 的
良好复位。

　　在寰椎融合、颅底凹陷患者,约 20% 的患者椎动脉走行异常,比较常见的类型为椎动脉走

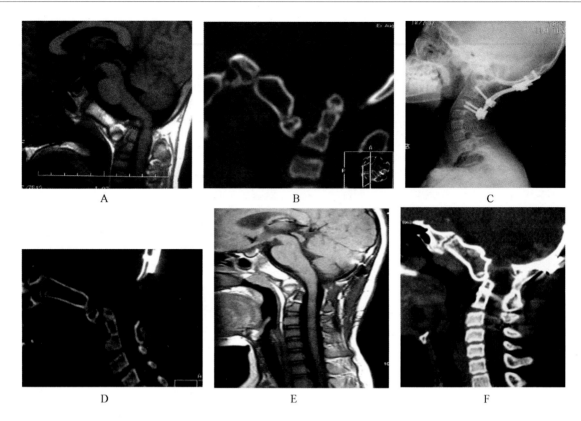

图 4-44 （A～F）11 岁女性患儿，突发肢体无力及呼吸困难。MRI 检查提示脊髓延髓前方严重受压（A），CT 提示 AAD 合并严重 BI，齿状突突入枕大孔明显（B），利用单纯后路撑开复位技术（C），获得了很好复位（D）及脊髓延髓减压（E），3 个月后枕骨与 $C_2$ 间获得了良好骨融合（F）

行在寰枢侧方关节后方（图 4-45），因此对侧方关节显露及松解带来影响。另外，椎动脉在 $C_2$ 内高跨，使得 $C_2$ 上关节突变薄，松解过程中易于引起骨折并压迫椎动脉。因此，术前 CT 及

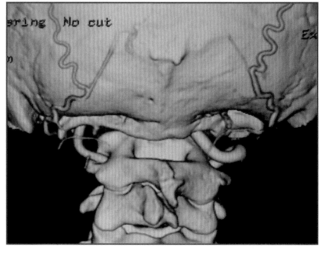

图 4-45 右侧椎动脉走行在寰枢侧方关节后方，关节间显露及松解时需要特别注意

CTA 非常有帮助。

  图 4-46 为一例 27 岁男性患者,进行性四肢麻木无力 2 年,MRI 提示 AAD 合并 BI。单纯采用术中撑开技术没有很好复位,脊髓压迫没有完全缓解(图 4-46A、B)。第 2 次手术采用双侧关节突关节间松解技术,并植入 Cage,获得了良好复位,脊髓获得了良好减压,图 4-46C～H。

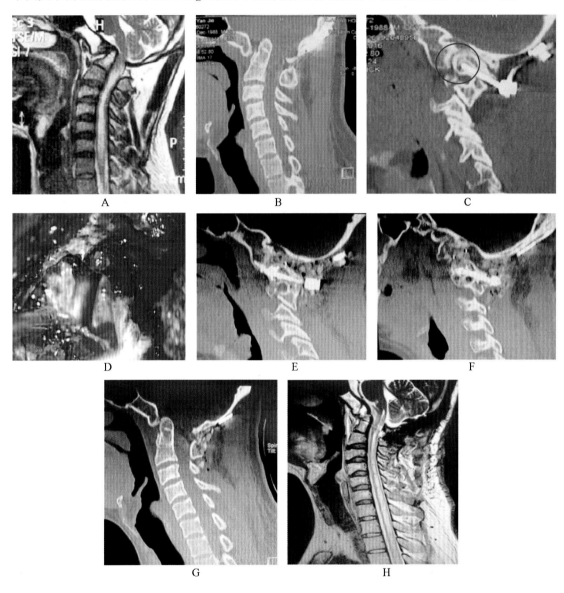

图 4-46 (A～H) 27 岁男性患者,进行性四肢麻木无力 2 年,MRI 提示 AAD 合并 BI(A)。单纯采用术中撑开技术没有很好复位(B)。图 C 提示侧方关节突关节绞索(白圈)。第 2 次手术采用双侧关节突关节间松解技术,并植入 Cage(D、E),获得了良好复位,(F),脊髓获得了良好减压(H),同时脊髓空洞逐渐改善

**小结**

  对于 AAD 患者,只要没有合并骨性异常融合,采用多种复位技术的直接后路可以在多数患

者获得满意复位。利用颅骨牵引及 X 线评价 AAD 是否可复，并依此决定是否需要额外的前路松解存在一定缺陷，可能使相当一部分患者经历不必要的前路松解。即使术中 X 线或 CT 提示没有获得很好复位的患者，也应该依据 MRI 检查决定是否需要额外的经口或鼻腔齿状突切除术。过度强调骨性复位，而忽略神经减压这一目的，可能给患者带来不必要的手术及风险。

### 三、C₁ 侧块（枕髁）～C₂ 椎弓根螺钉

**(一)适应证**

寰枕融合伴有寰枢椎脱位的患者，C₁ 侧块与枕髁融合，习惯上我们仍称为 C₁ 侧块螺钉，对于已经做过枕下减压的患者，枕骨切除后枕骨无法植入螺钉，可以选择 C₁ 侧块～C₂ 椎弓根螺钉固定技术。

**(二)病例**

• 女性，44 岁。

• 进行性走路不稳伴双上肢麻木。1 年前外院以"Chiari 畸形伴脊髓空洞"行颅后窝减压，术后症状好转，1 个月后又出现进一步加重。

• 诊断：颅底凹陷、寰枢椎脱位寰枕融合，小脑扁桃体下疝、脊髓空洞。

见图 4-47 至图 4-49。

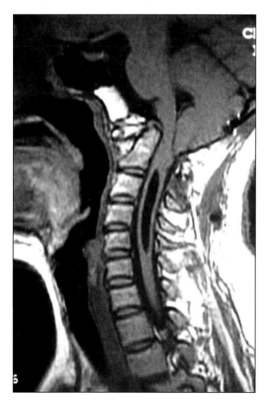

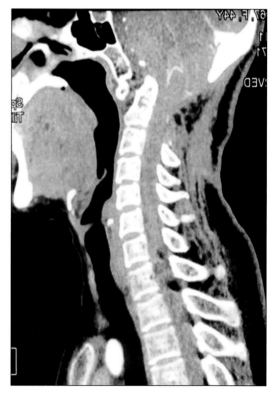

图 4-47　MRI 显示，枕大孔狭窄，齿状突向后移位压迫脊髓，小脑扁桃体下疝，脊髓空洞

图 4-48　CT 显示，枕骨鳞部及寰椎后弓缺如，齿状突向上向后移位

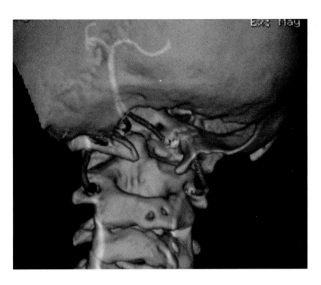

图 4-49　三维 CT 显示,枕骨鳞部及寰椎后弓缺如(部分残
留后弓与枕骨融合),双侧椎动脉走行"正常"

【手术】

· 由于枕骨鳞部缺如,手术选择双侧寰椎侧块(与枕髁融合)与枢椎椎弓根螺钉固定。

· 在寰枕融合患者,椎动脉走行异常非常多见;另外,寰椎侧块与枕髁融合后形态通常不规则,有些情况下也不适合螺钉植入。因此,手术前完善相关影像学检查十分重要。

见图 4-50 至图 4-54。

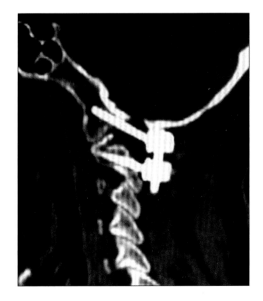

图 4-50　CT 显示,右侧寰椎(与枕髁融合)侧
块及枢椎椎弓根螺钉位置满意

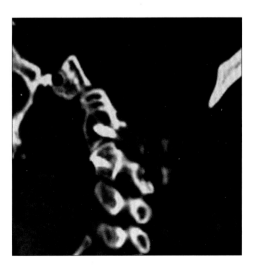

图 4-51　CT 显示,左侧寰椎(与枕髁融合)侧
块及枢椎椎弓根螺钉位置满意

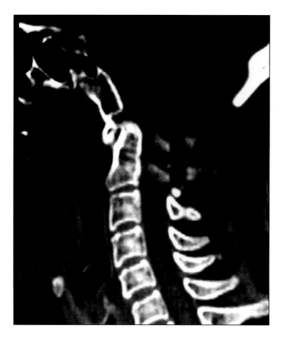

图 4-52 CT 显示,寰枢椎复位满意

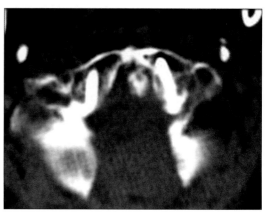

图 4-53 CT 显示,双侧寰椎椎弓根螺钉位置满意

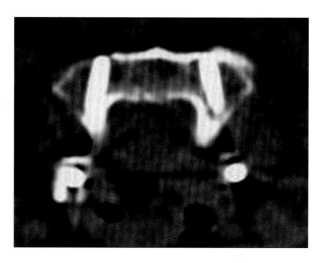

图 4-54 CT 显示,双侧枢椎椎弓根螺钉位置满意

## 四、$C_2$ 椎板螺钉

### (一)适应证

一侧或双侧 $C_2$ 椎弓根较细,不适合螺钉植入时,可选择 $C_2$ 椎板行交叉螺钉植入。在颅底凹陷合并寰枢椎脱位的患者,应用椎板螺钉需谨慎,临床上有复位后再脱位的病例。

**(二)病例**

- 女性,41 岁。
- 进行性双下肢无力 6 个月。
- 诊断:齿状突小骨引起的寰枢椎脱位。

见图 4-55 至图 4-60。

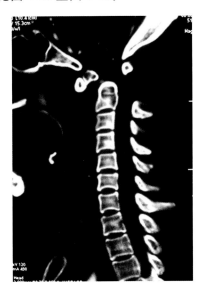

图 4-55　CT 显示,齿状突游离小骨,寰枢椎脱位

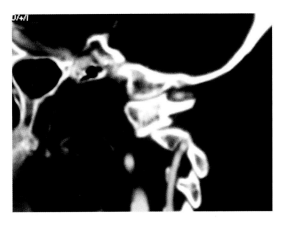

图 4-56　CT 显示,枕髁、寰椎侧块发育良好,但椎动脉在枢椎内的位置较高,不适合椎弓根螺钉植入

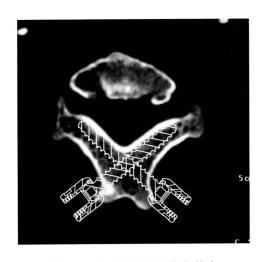

图 4-57　$C_2$ 椎板间交叉螺钉技术

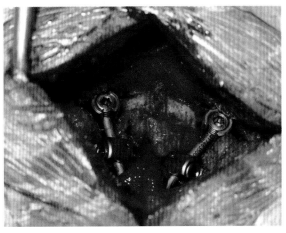

图 4-58　术中 $C_2$ 椎板内交叉螺钉与 $C_1$ 侧块螺钉固定

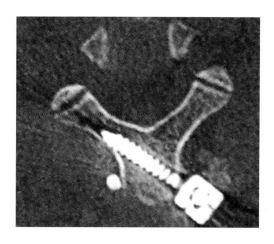

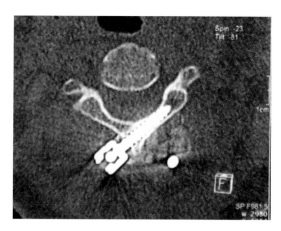

图 4-59　术后CT显示,一侧椎板内螺钉　　　　图 4-60　术后CT显示,另一侧椎板内螺钉

## 五、枕骨～C₂椎弓根～C₃侧块螺钉

### (一)适应证

如果一侧$C_2$椎弓根较细,除可选择$C_2$椎板交叉螺钉外,还可以选择单侧$C_2$椎弓根,并延长到双侧$C_3$侧块的螺钉固定方式。

### (二)病例

- 女性,11岁。
- 突发并进行性四肢无力伴呼吸困难1周。
- 诊断:颅底凹陷合并寰枢椎脱位。

见图 4-61 至图 4-63。

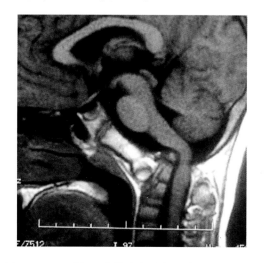

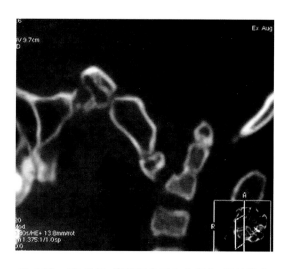

图 4-61　MRI显示,齿状突向后向上移位,压迫脊髓　　　图 4-62　CT显示,齿状突向后向上移位,寰枕融合

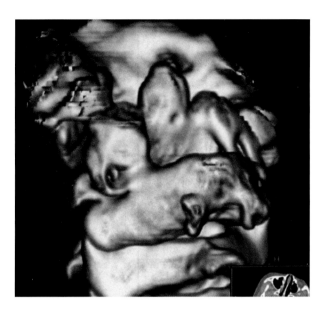

图 4-63　CT 显示,右侧椎弓根峡部细小,不适合螺钉植入

手术:枕骨～右侧 $C_2$ 椎弓根～双侧 $C_3$ 侧块螺钉,术中撑开复位固定。见图 4-64 至图 4-66。

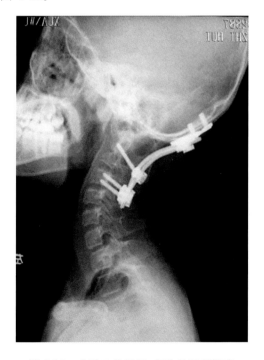

图 4-64　术后 X 线提示,复位及固定满意

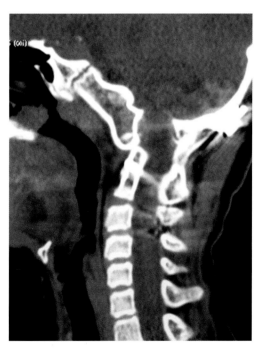

图 4-65　术后 CT 提示,寰枢椎脱位复位满意,枕骨与枢椎间植骨融合良好

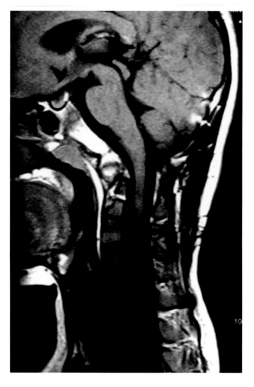

图 4-66　术后 MRI 显示，脊髓完全减压

## 附：经口腔齿状突切除

### (一)手术指征

由于螺钉及钛棒等坚强内固定的使用，术中复位较单纯颅骨牵引、钛缆、钩等更为方便，且复位程度高，因此，多数寰枢椎脱位的患者可以通过单纯后路手术获得良好效果。对于某些部分复位的患者，尤其是先天性寰枢椎脱位的患者，通过枕骨大孔减压也可以获得满意的神经功能恢复；但对于既没有很好复位，临床症状也没有缓解的患者，经口腔齿状突切除仍有手术指征。

### (二)病例

• 54 岁，女性。

• 4 年前在外院行经口腔松解＋后路复位固定手术。术后症状无缓解，CT 复查提示齿状突未复位，枕大孔(融合的 $C_1$ 后弓)未切除，但骨融合较好；MRI 提示枕大孔区仍有严重脊髓压迫。见图 4-67 至图 4-70。

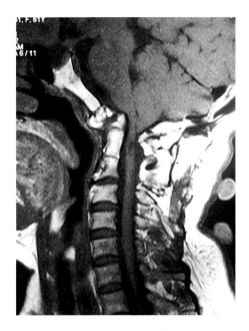

图 4-67　MRI 显示,枕大孔区狭窄,脊髓延髓受压

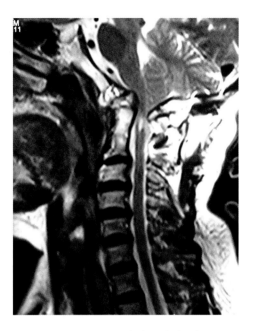

图 4-68　MRI 显示,枕大孔区狭窄,脊髓延髓
　　　　受压,脊髓内变性信号

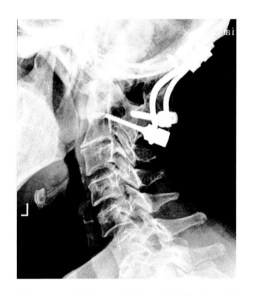

图 4-69　X 线显示,枕颈固定装置,同时显
　　　　示骨融合联合

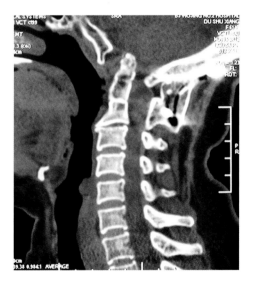

图 4-70　CT 显示,齿状突向后移位,$C_1$ 后弓
　　　　与枕大孔下缘融合,突向椎管内。
　　　　枕颈后方骨融合良好

【手术】

　　• 本例患者曾行后路固定融合术,通过复位技术减压已不能实现,因此,我们选择了经口腔齿状突切除手术,对脊髓延髓直接减压。

　　• 此次为二次手术,存在瘢痕粘连,且正常解剖结构辨认困难。因此,使用术中导航对充分切除齿状突有一定帮助。

见图 4-71 至图 4-73。

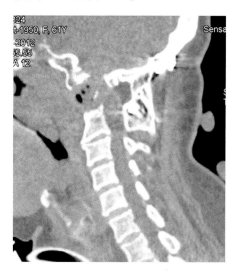

图 4-71　手术后矢状位 CT 显示,齿状突切
　　　　　除满意

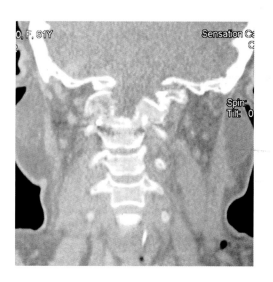

图 4-72　手术后冠状位 CT 显示,齿状突切除范
　　　　　围

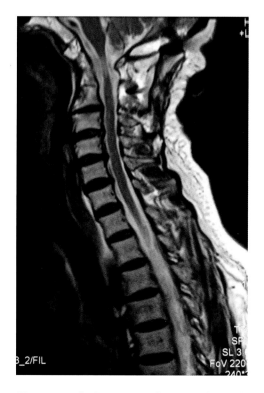

图 4-73　手术后 MRI 显示,脊髓延髓减压满意

---

● 提 示 ●

---

颅颈交界区后路螺钉固定技术较为复杂,尤其先天性畸形引起的寰枢椎脱位的患者,应根据具体患者选择个性化的固定方式。CT 扫描及二维、三维重建是准确安全进行头颈交界区螺钉内固定的关键。

颅颈交界区螺钉固定过程中,需注意颅椎角(斜坡与齿状突后缘连成的夹角)不可过小。颅椎角过小,有可能造成下颈椎代偿性前凸,出现术后吞咽困难,甚至气道机械性梗阻。正常人这一角度在 140°～160°,但颅底凹陷患者是否纠正至这一范围,值得进一步研究。

# 第5章

# 颈椎前路内固定

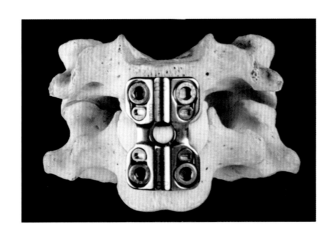

# 第一节  解剖及影像学解剖

见图 5-1 至图 5-4。

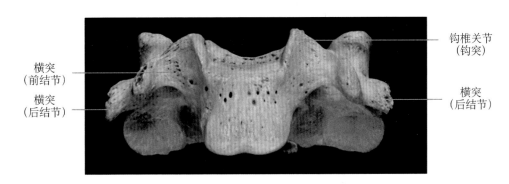

横突
（前结节）

横突
（后结节）

钩椎关节
（钩突）

横突
（后结节）

图 5-1  C₅ 颈椎前面观

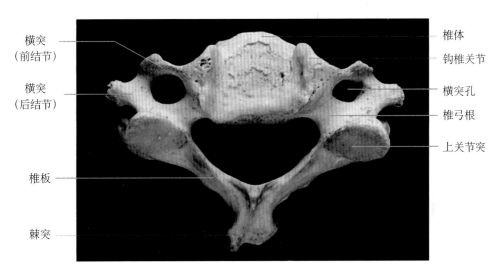

横突
（前结节）

横突
（后结节）

椎板

棘突

椎体

钩椎关节

横突孔

椎弓根

上关节突

图 5-2  C₅ 颈椎上面观

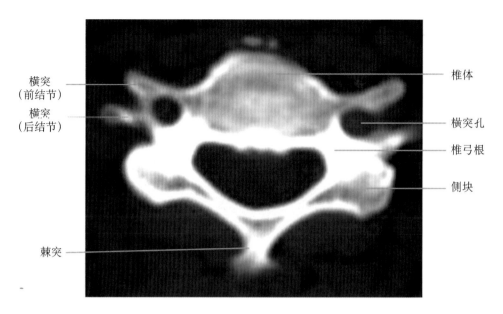

横突
(前结节)

横突
(后结节)

椎体

横突孔

椎弓根

侧块

棘突

图 5-3　颈椎轴位 CT 扫描

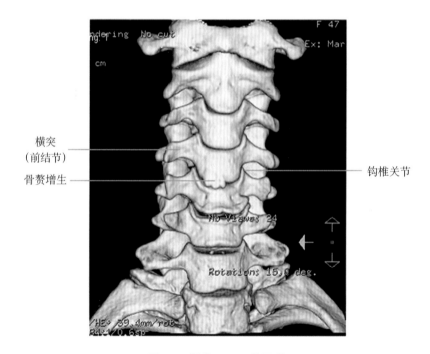

横突
(前结节)

骨赘增生

钩椎关节

图 5-4　颈椎 3D CT 前面观

# 第二节　螺钉植入技术

见图 5-5,图 5-6。

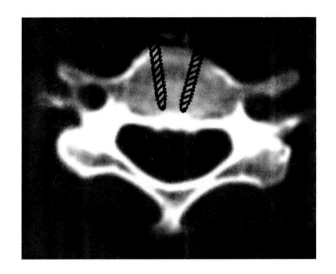

图 5-5　轴位上,螺钉进钉与椎体表面基本垂直,内倾 5°〜10°

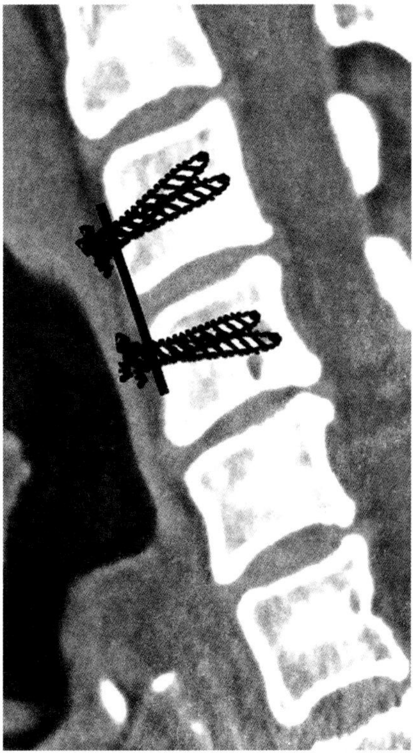

图 5-6　矢状位上,根据不同的螺钉设计,进钉与椎体表面垂直或上下倾 5°〜20°

# 第三节　临 床 病 例

**病例 1**

- 女性,56 岁。
- 右侧上肢疼痛 2 个月。双侧 Babinski 征阳性。
- 诊断:$C_{5\sim6}$ 椎间盘突出(图 5-7,图 5-8)。

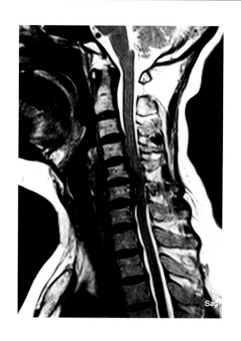

图 5-7 MRI 矢状位提示,$C_{5\sim6}$ 水平椎间盘突出,脊髓严重受压。$C_{6\sim7}$ 水平椎间盘突出压迫硬膜囊,但脊髓没有受压,形态良好

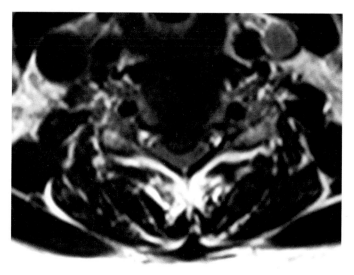

图 5-8 MRI 提示,$C_{5\sim6}$ 水平中央型椎间盘突出,脊髓严重受压

【手术】 考虑到患者症状由 $C_{5\sim6}$ 椎间盘突出压迫脊髓引起,虽然 $C_{6\sim7}$ 水平也有椎间盘突出,但没有脊髓压迫,因此手术仅行 $C_{5\sim6}$ 椎间盘切除及植骨融合内固定。

见图 5-9,图 5-10。

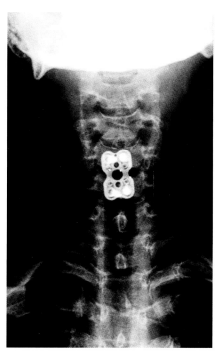

图 5-9　术后颈椎正位 X 线片

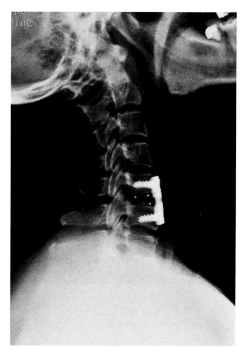

图 5-10　术后颈椎侧位 X 线片

**病例 2**

- 女性,56 岁。
- 四肢无力 6 个月余。
- 诊断:$C_{3\sim4}$、$C_{4\sim5}$ 颈椎病,合并 $C_{3\sim6}$ 椎管狭窄(图 5-11 至图 5-14)。

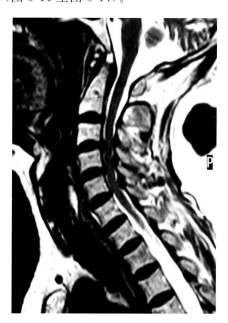

图 5-11　颈椎 MRI 显示,$C_{3\sim4}$,$C_{5\sim6}$ 椎间盘水平脊髓
　　　　前方严重受压,同时椎管后方 $C_{3\sim4}$、$C_{4\sim5}$ 及
　　　　$C_{5\sim6}$ 黄韧带增厚,硬膜囊及脊髓受压

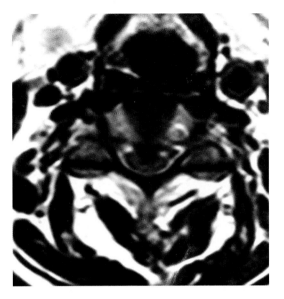

图 5-12　颈椎 MRI C$_{3\sim4}$ 椎间盘水平,脊髓前方中央严重受压,脊髓变形,伴髓内变性信号

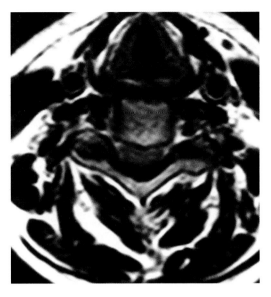

图 5-13　颈椎 MRI C$_4$ 椎体水平,后方黄韧带增厚,脊髓受压

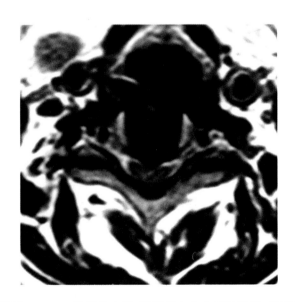

图 5-14　颈椎 MRI C$_{4\sim5}$ 椎间盘水平,脊髓前方中央严重受压,脊髓变形,伴髓内变性信号,同时合并后方黄韧带增厚

【手术】　尽管合并 C$_{3\sim6}$ 椎管狭窄,考虑到脊髓压迫部位主要来自 C$_{3\sim4}$ 及 C$_{4\sim5}$ 椎间盘水平前方,手术采用前路 C$_4$ 椎体切除,钛网置入,C$_{3\sim5}$ 钛板固定(图 5-15)。

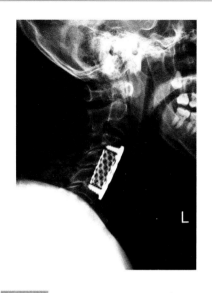

图 5-15　术后侧位 X 线片提示,钛网及钛板螺钉固定
　　　　位置良好

**病例 3**

- 男性,57 岁。

- 进行性双下肢无力 1 年。

- 诊断:颈椎后纵韧带骨化(图 5-16 至图 5-18)。

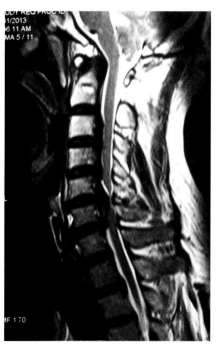

图 5-16　MRI 显示,$C_{5\sim7}$ 水平、以 $C_6$ 椎体
　　　　为中心的脊髓前方受压,伴脊髓
　　　　内变性信号改变

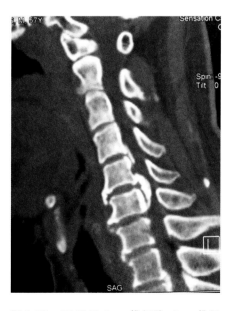

图 5-17　CT 显示 $C_{4\sim5}$ 椎间隙、$C_{5\sim6}$ 椎间
　　　　隙水平及 $C_6$ 椎体后方后纵韧带
　　　　骨化,以 $C_{5\sim6}$ 椎间隙及 $C_6$ 椎体
　　　　后方严重

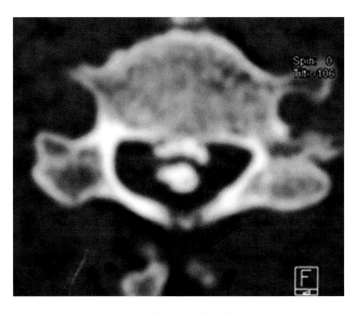

图 5-18　$C_6$ 椎体水平后纵韧带双层骨化

【手术】　尽管 CT 显示 $C_{4\sim5}$ 水平也有后纵韧带骨化,但 MRI 显示没有脊髓及硬膜囊压迫,脊髓压迫主要在 $C_{5\sim6}$ 椎间盘及 $C_6$ 椎体后方水平,因此,手术采用前路 $C_6$ 椎体切除,钛网置入,$C_{5\sim7}$ 钛板固定(图 5-19,图 5-20)。

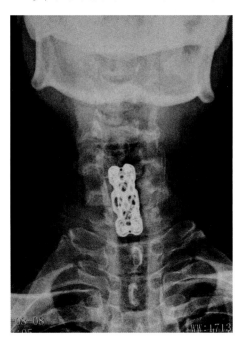

图 5-19　术后正位 X 线片显示,钛网及钛板螺钉位置良好

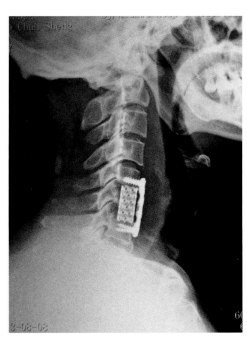

图 5-20　术后侧位 X 线片显示,钛网及钛板螺钉位置良好

**病例 4**

- 女性,71 岁。

- 6 年前因左侧肢体麻木无力在外院行颈椎后路"双开门"减压手术,术后症状部分缓解。3 年前症状又进行性加重,出现双下肢无力、走路不稳。

- 诊断:$C_{4\sim5}$,$C_{5\sim6}$ 椎间盘突出,颈椎后凸畸形(图 5-21 至图 5-24)。

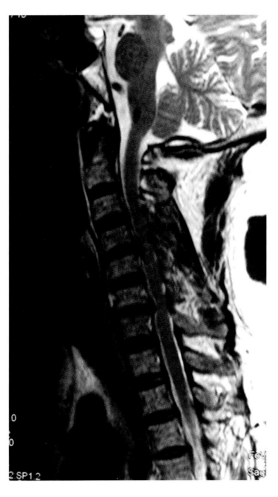

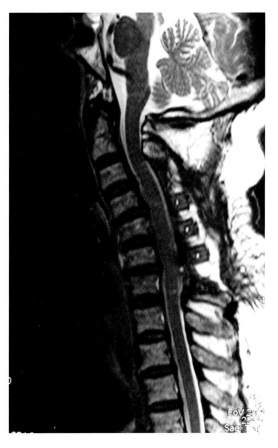

图 5-21 MRI 显示,颈椎管狭窄,$C_{4\sim5}$、$C_{6\sim7}$ 椎间盘突出伴脊髓轻度受压,$C_{4\sim5}$ 水平脊髓内可疑异常信号

图 5-22 术后早期,尽管 MRI 显示椎管减压满意,但出现颈椎后凸畸形

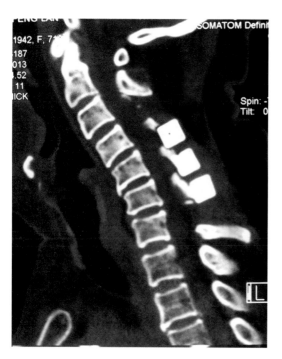 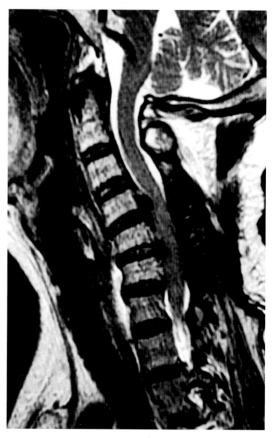

图 5-23　手术后 3 年 CT 显示,颈椎后凸畸形　　图 5-24　术后 6 年,在颈椎后凸基础上,出现 $C_{4\sim5}$,
　　　　　　　　　　　　　　　　　　　　　　　　　　 $C_{5\sim6}$ 水平椎间盘突出,压迫脊髓

【手术】　初次手术前,MRI 主要表现为颈椎管狭窄,伴 $C_{4\sim5}$ 水平椎间盘突出压迫脊髓,颈椎生理性前屈已经消失,因此,手术入路的选择值得探讨。术后发生颈椎后凸畸形后,椎间盘应力改变,导致 $C_{4\sim5}$ 椎间盘突出加重,同时出现了 $C_{5\sim6}$ 椎间盘突出,压迫脊髓。因此,本次手术选择前路 $C_{4\sim5}$ 及 $C_{5\sim6}$ 椎间盘切除及植骨融合内固定,并颈椎后凸矫形手术(图 5-25)。

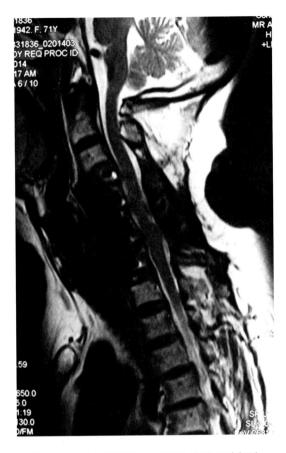

图 5-25　手术后颈椎曲度好转,脊髓压迫解除

● 提 示 ●

● 对于年轻的单纯颈椎间盘突出患者,人工椎间盘置换不仅可以获得与固定融合同样的疗效,还可以保留相应节段的活动。

● 一般认为,3 个节段以上的病变、颈椎生理性前凸保存良好的颈椎病或颈椎后纵韧带骨化患者,可以选择后路手术。3 个节段以下可以选择前路手术。

● 前路手术时,多节段椎间盘切除优于椎体切除术或椎体切除联合椎间盘切除复合手术。

● 后路手术后有可能出现颈后肌肉的轴性疼痛,但相对于多节段前路手术,可以更多地保留颈椎活动,且不存在不融合的风险。

## 附:颈椎人工椎间盘

● 颈椎人工椎间盘置换的主要目的是保留颈椎活动,而非恢复活动,因此对于严重骨质增生、椎间高度丢失＞50％以及椎间活动＜2°的患者不适合人工椎间盘置换。长期随访研究已经证实,单节段人工椎间盘置换在某些方面优于融合,部分研究提示在严格选择的病例,两节段人工椎间盘置换也可应用。

• 归纳手术指征如下：①椎间盘突出病变为主要表现；②椎间活动保留但没有椎体间不稳；③椎间隙高度保留；④没有关节突关节退变；⑤颈椎曲度良好；⑥单或双节段病变。

**病例 1**

• 男性，43 岁。

• 放射性右上肢疼痛、麻木 3 个月，加重 1 个月。

• 诊断：$C_{5\sim6}$ 椎间盘突出偏向右侧，压迫神经根（图 5-26，图 5-27）。

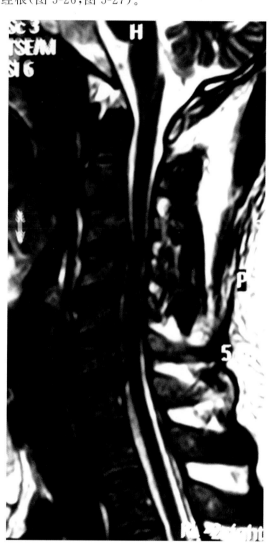

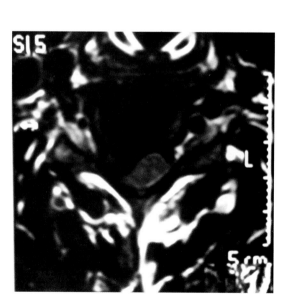

图 5-26　MRI 显示，$C_{5\sim6}$ 水平右侧椎间盘突出压迫神经根

图 5-27　矢状位 MRI 见 $C_{5\sim6}$ 水平中线部位脊髓压迫不明显；$C_{3\sim4}$ 水平脊髓轻度受压，局部后凸

【手术】　考虑到患者年轻，$C_{5\sim6}$ 为单纯的椎间盘突出，颈椎活动良好，加上 $C_{3\sim4}$ 水平已经有明显的退变，所以选用 $C_{5\sim6}$ 前路椎间盘切除、人工椎间盘置入术（图 5-28 至图 5-30）。

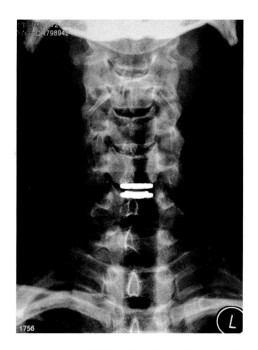

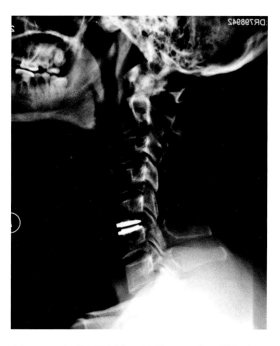

图 5-28　术后颈椎正位 X 线片,显示人工椎间盘位置良好

图 5-29　术后颈椎侧位 X 线片,显示人工椎间盘位置良好

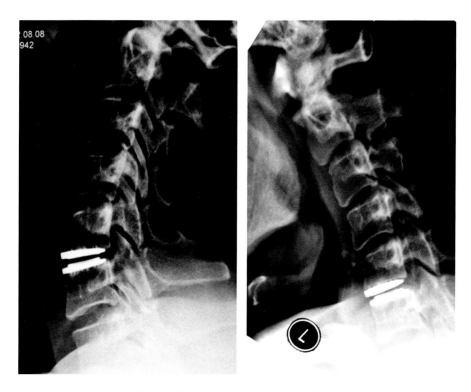

图 5-30　颈椎侧位前屈、后伸 X 线片,显示人工椎间盘活动良好

- 男性,42 岁。
- 颈部疼痛并向右上肢放射 3 个月。Bryan 人工椎间盘置换。
- C$_{5\sim6}$ 人工椎间盘置换后 10 年随访,见人工椎间盘位置良好,活动保留(图 5-31~图 5-33)。

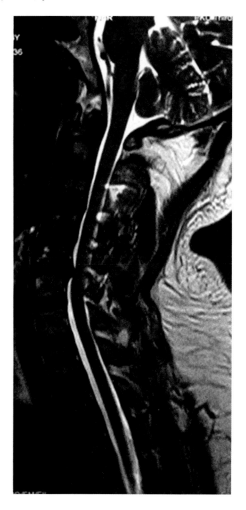

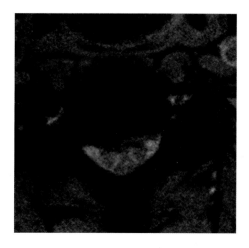

图 5-31 颈椎 MRI 矢状位提示 C$_{5\sim6}$ 水平椎间盘突出压迫硬膜囊

图 5-32 C$_{5\sim6}$ 椎间盘水平轴位 MRI 提示中央偏右的椎间盘突出

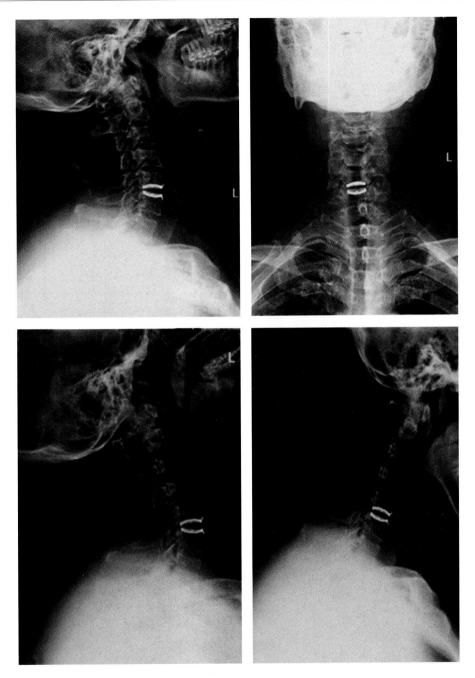

图 5-33  术后 10 年颈椎正侧位 X 线及动力位 X 线

提示人工椎间盘位置及活动良好

**病例 3**

- 女性, 43 岁。
- 颈部疼痛并走路不稳 3 个月。
- MRI 示 $C_{5\sim6}$ 椎间盘突出合并脊髓压迫(图 5-34), $C_{6\sim7}$ 椎间盘突出压迫硬膜囊。动力位 X 线提示,颈椎活动度良好(图 5-35)。

99

•两节段 Bryan 人工颈椎间盘置换。术后 X 线提示人工椎间盘位置良好,颈椎活动度良好(图 5-36)。

•6 年随访,人工椎间盘位置良好,颈椎活动度保留良好(图 5-37)。

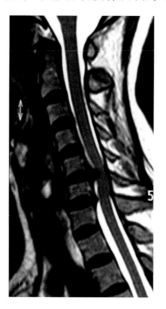

图 5-34　颈椎 MRI 矢状位

提示 $C_{5\sim6}$、$C_{6\sim7}$ 椎间盘突出压迫脊髓及硬膜囊,尤

以 $C_{5\sim6}$ 明显

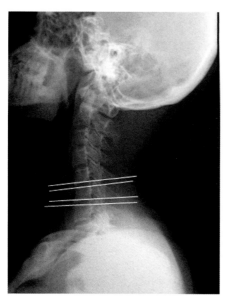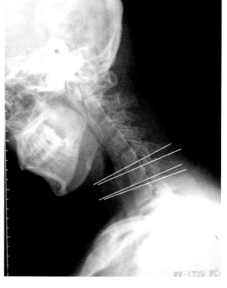

图 5-35　侧位动力位颈椎 X 线

提示颈椎 $C_{5\sim6}$、$C_{6\sim7}$ 节段活动度保留

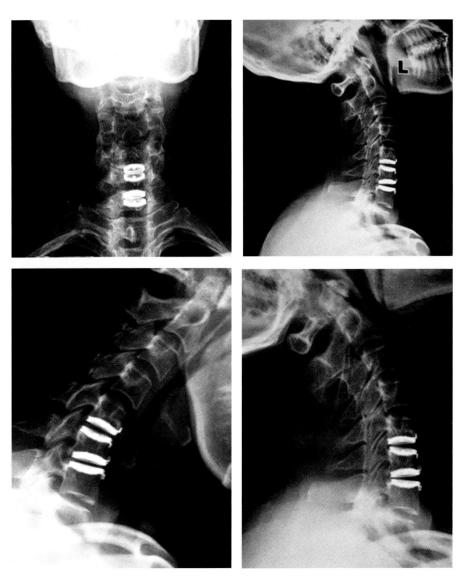

图 5-36　术后颈椎正侧位 X 线及侧位动力位 X 线
提示人工椎间盘位置及活动度良好

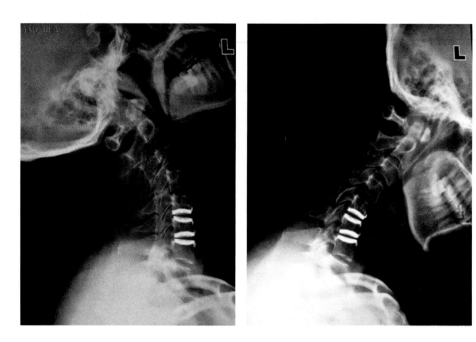

图 5-37　术后 6 年随访,动力位 X 线
提示颈椎人工椎间盘活动良好

# 第 6 章

# 颈椎后路（C₃₋₆)侧块螺钉内固定

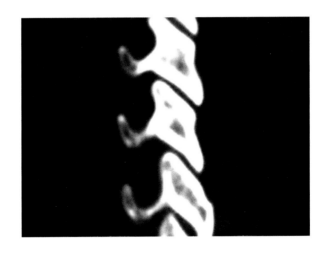

# 第一节　解剖及影像学解剖

见图 6-1 至图 6-7。

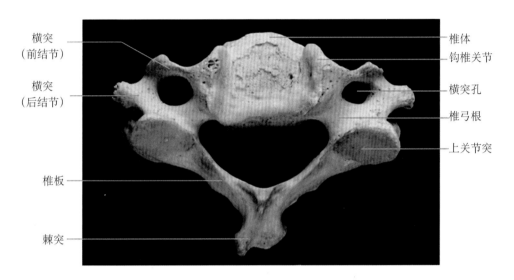

图 6-1　C₅ 颈椎上面观

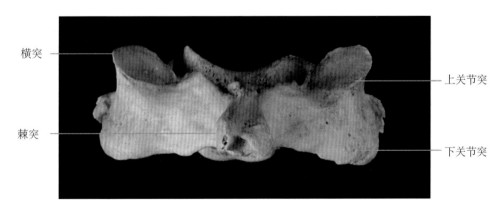

图 6-2　C₅ 颈椎后面观

侧块由上下关节突构成

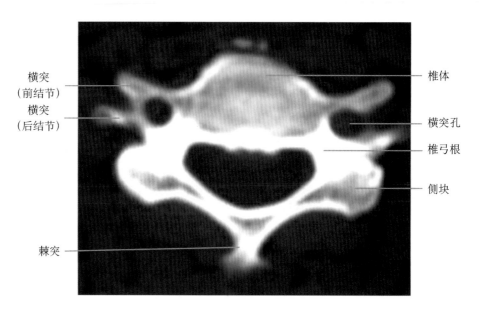

横突
（前结节）

横突
（后结节）

棘突

椎体

横突孔

椎弓根

侧块

图 6-3　颈椎轴位 CT 扫描

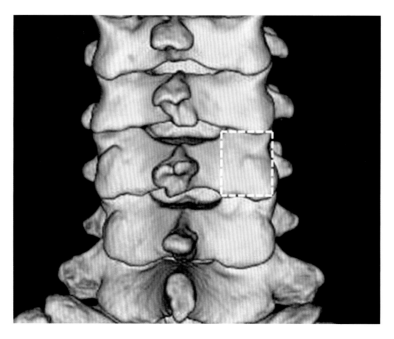

图 6-4　颈椎 CT 扫描三维重建，后面观
侧块边界：上下关节突关节之间，内侧为椎板外缘

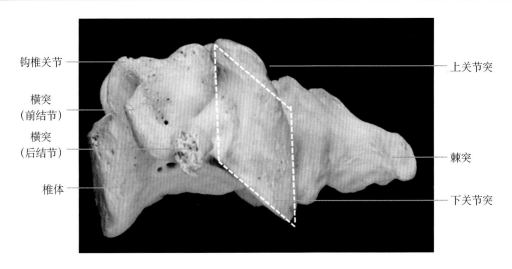

图 6-5 C$_5$ 颈椎侧面观

侧块由上下关节突构成

钩椎关节

横突
(前结节)

横突
(后结节)

椎体

上关节突

棘突

下关节突

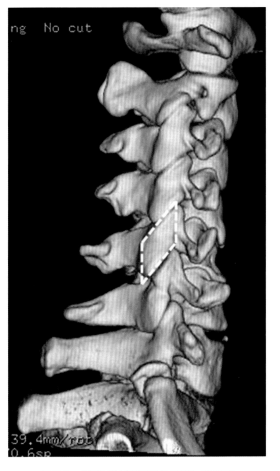

图 6-6 颈椎 CT 扫描三维重建,侧面观

显示侧块

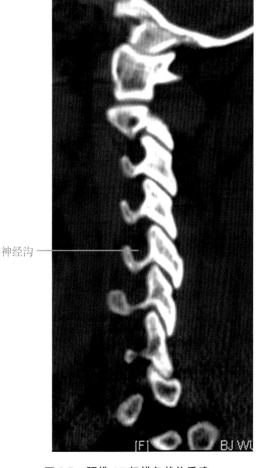

神经沟

图 6-7 颈椎 CT 扫描矢状位重建

# 第二节 螺钉植入技术

见图 6-8 至图 6-10。

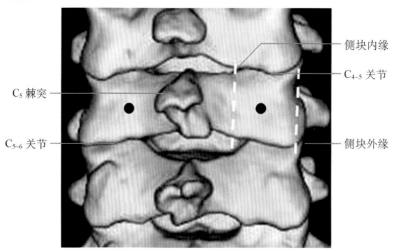

图 6-8 进钉点：侧块中央内侧 1mm；进钉长度：10～16mm

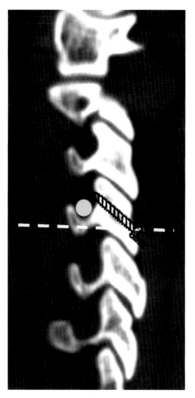

图 6-9 进钉方向：矢状位 20°～30°，与关节面平行，前端避开神经根

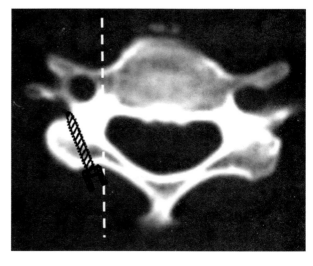

图 6-10 进钉方向：水平位向外 20°～30°，避开前方的横突孔（椎动脉）

> ● **提 示** ●
>
> 颈椎侧块螺钉植入相对容易,安全性好,一般情况下能够满足生物力学的要求。尽管 C$_{3\sim6}$ 也可以置入椎弓根螺钉,生物力学特性更好,但由于椎弓根相对较小,角度较大,损伤椎动脉的机会增加,因此,一般不作为首选。C$_7$ 椎弓根变粗大,横突孔内没有椎动脉走行,螺钉植入相对安全。

# 第三节 临床病例

**病例 1**

- 男性,56 岁。
- 进行性右上肢无力 8 个月。
- 诊断:C$_{3\sim5}$ 神经鞘瘤(图 6-11 至图 6-17)。

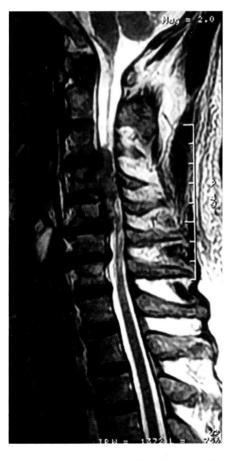

图 6-11 MRI 提示,C$_{3\sim5}$ 椎管内病变,累及椎体

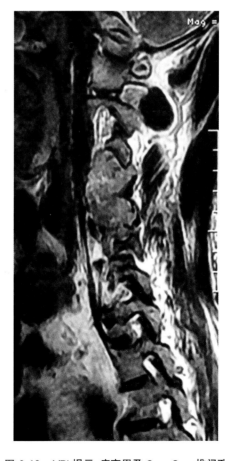

图 6-12 MRI 提示,病变累及 C$_{3\sim4}$,C$_{4\sim5}$ 椎间孔

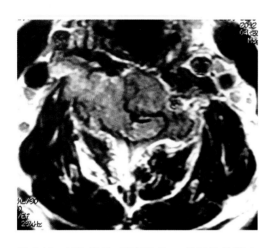

图 6-13　MRI 提示，病变沿 $C_{3\sim4}$ 椎间孔椎管内外沟通性生长，累及部分椎体，病变前方到达颈动脉鞘

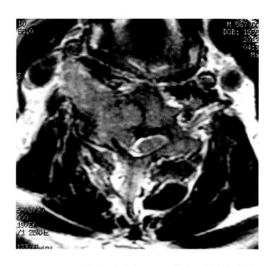

图 6-14　MRI 提示病变沿 $C_{4\sim5}$ 椎间孔椎管内外沟通性生长，累及部分椎体，病变前方到达颈动脉鞘

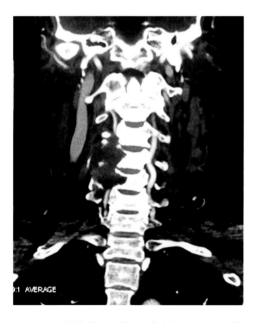

图 6-15　冠状位 CT 提示，右侧 $C_{3\sim4}$，$C_{4\sim5}$ 椎间孔骨质破坏。左侧椎动脉粗大，显影良好

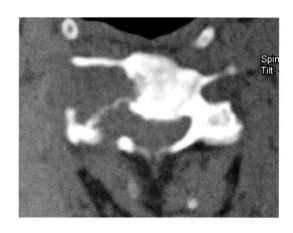

图 6-16　轴位 CT 显示，$C_4$ 椎体骨破坏程度，右侧椎弓根完全破坏

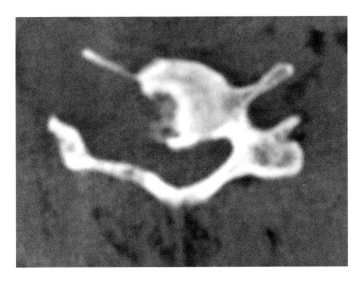

图 6-17　轴位 CT 显示，C$_5$ 椎体骨破坏程度，右侧椎弓根完全破坏

【手术】　手术采用后正中、半椎板入路，肿瘤全切。由于肿瘤破坏了 C$_3$、C$_4$ 及 C$_5$ 右侧椎弓根/侧块，所以采用 C$_2$ 双侧椎弓根螺钉，左侧 C$_3$、C$_4$、C$_5$ 以及双侧 C$_6$、C$_7$ 侧块螺钉固定方式，以维护颈椎的稳定性。见图 6-18 至图 6-20。

（本例病人两钛棒间加以横联，能进一步增加桡旋转）

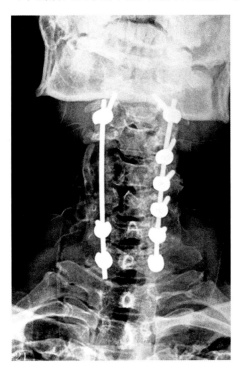

图 6-18　术后正位 X 线片显示，螺钉位置及颈椎曲度

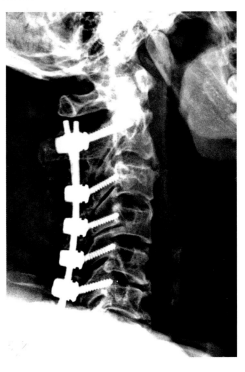

图 6-19　术后侧位 X 线片显示，螺钉位置及颈椎曲度

111

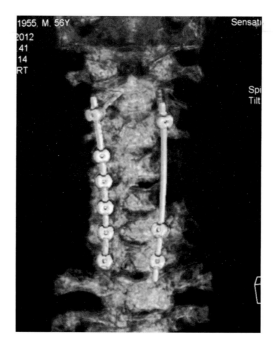

图 6-20　术后三维 CT 重建显示,螺钉及钛棒

**病例 2**

- 男性,22 岁。
- 2 年前行椎板切除,C₃ 海绵状血管瘤切除术,术后恢复良好。1 个月前出现双下肢及左上肢麻木,10d 前始出现走路不稳。
- 诊断:椎板切除后颈椎后凸畸形(图 6-21 至图 6-24)。

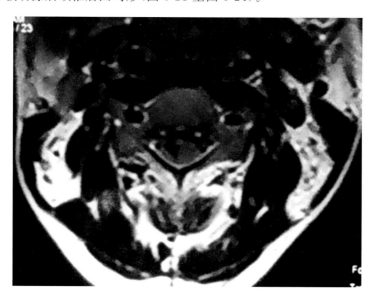

图 6-21　MRI 显示,病变位于脊髓右侧

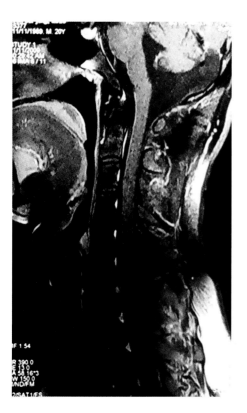

图 6-22　术前矢状位 MRI 显示,颈椎曲度良好

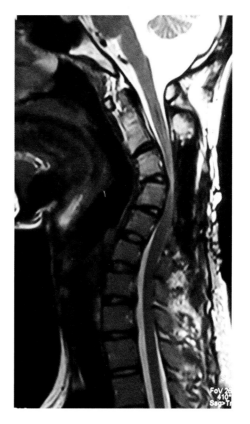

图 6-23　术后矢状位 MRI 显示,颈椎后凸畸形,伴相应节段脊髓受压变形

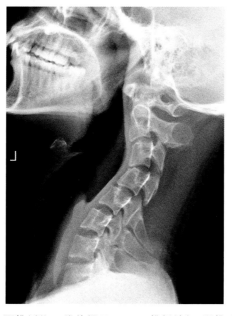

图 6-24　颈椎侧位 X 线片提示,C$_3$、C$_4$ 椎板缺如,颈椎后凸畸形

【手术】 采用 $C_2$ 椎弓根，$C_{3\sim5}$ 侧块螺钉固定，利用悬梁臂技术直接矫形（图 6-25，图 6-26）。

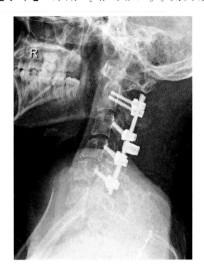

图 6-25　术后颈椎侧位 X 线片显示，颈椎曲度
　　　　明显好转，螺钉位置良好

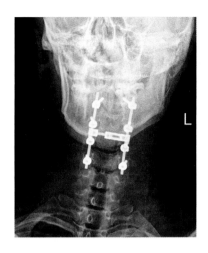

图 6-26　术后颈椎正位 X 线片显示，颈椎曲度
　　　　及螺钉位置良好

**病例 3**

- 女性，47 岁。
- 髓内室管膜瘤术后 4 个月，摘除颈托后出现四肢麻木、力弱。
- 诊断：髓内肿瘤术后颈椎后凸（图 6-27 至图 6-31）。

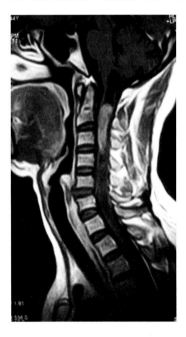

图 6-27　增强 MRI 提示，$C_{2\sim4}$ 髓内室管膜
　　　　瘤，伴有空洞

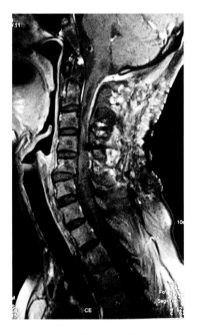

图 6-28　手术后增强 MRI 提示，肿瘤完全
　　　　切除，颈椎曲度良好

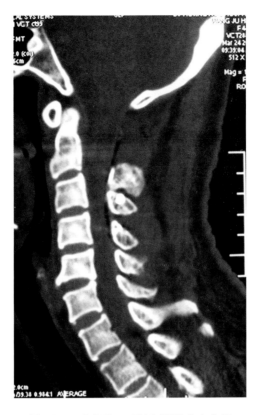

图 6-29　手术后 CT 显示,颈椎曲度良好

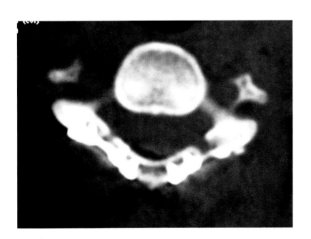

图 6-30　**手术后 CT 显示,椎板复位固定位置良好**

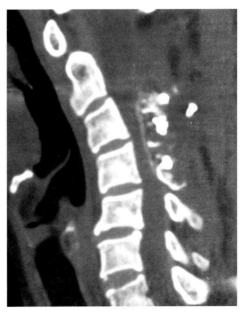

图 6-31　手术后 3 个月,CT 显示颈椎出现后凸畸形

【手术】 首先行椎板减压,术中见微型钛板及螺钉松动。然后采用 $C_2$ 椎弓根、$C_{3\sim6}$ 侧块螺钉固定矫形。见图 6-32,图 6-33。

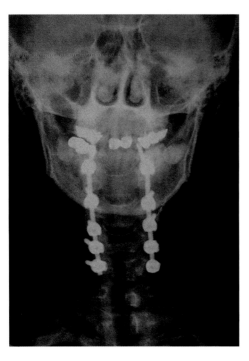 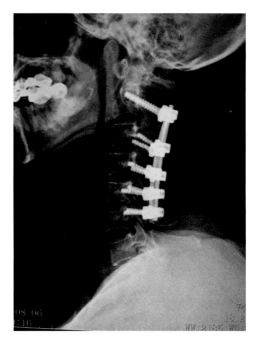

图 6-32 手术正位 X 线片显示,颈椎曲度及螺钉位置良好

图 6-33 手术后侧位 X 线片显示,颈椎曲度及螺钉位置良好

**病例 4**

• 男性,35 岁。

• 外伤后双手及双下肢瘫痪,外院行前路 $C_6$ 椎体切除＋植骨融合内固定,术后检查发现 $C_6$ 椎板突向椎管内压迫脊髓。

• 诊断:颈椎外伤(图 6-34 至图 6-36)。

116

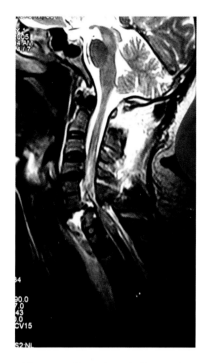

图 6-34　第一次手术前 MRI 提示，C$_{6\sim7}$ 骨折脱位，脊髓损伤

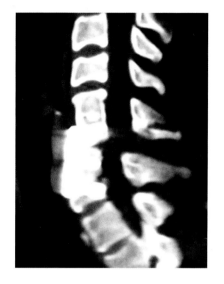

图 6-35　外院行颈椎前路 C$_{6\sim7}$ 椎间盘切除及植骨融合内固定。术后 CT 显示固定节段对位欠佳，C$_7$ 棘突及椎板突向椎管内。C$_{6\sim7}$ 之间仍存在不稳

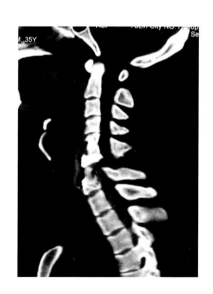

图 6-36　术后 CT 显示，C$_7$ 棘突及椎板突向椎管内，造成椎管狭窄

【手术】　二次手术后路减压并行颈椎 C$_4$，C$_5$ 侧块～C$_7$，T$_1$ 椎弓根螺钉植入，原位固定。见图 6-37，图 6-38。

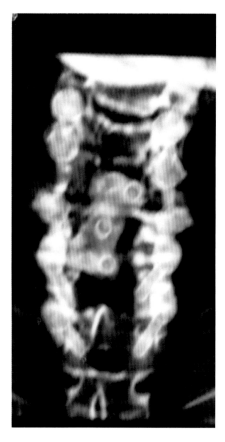

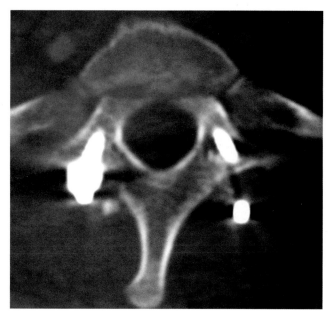

图 6-37　术后 CT 重建显示 $C_4$、$C_5$ 侧
块～$C_7$,$T_1$ 椎弓根螺钉位置

图 6-38　术后 CT 显示,$T_1$ 双侧椎弓根螺钉位置

【提示】　本例为外伤后合并后方韧带损伤和(或)两侧关节突损伤的患者,应考虑到单纯前方减压固定的稳定性是否足够,尤其颈胸交界区,为颈椎生理性前凸向胸椎生理性后凸的过渡区,也是颈椎活动范围较大向胸椎相对活动较少过渡区域,因此,许多情况下,前方减压固定后,有必要同时行后方固定。

### 附:微型钛钉-钛板固定椎板复位/椎管扩大成形术

*病例 1*

- 女性,62 岁。
- 进行性双下肢无力 1 年。
- 诊断:颈椎后纵韧带骨化。
- 手术采用后路单开门技术。

见图 6-39 至图 6-44。

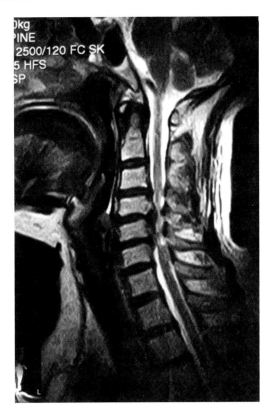

图 6-39　MRI 显示, C~3~6~ 脊髓前方受压, 以 C~4~5~, C~5~6~ 为重, 伴脊髓内变性。颈椎生理曲度良好

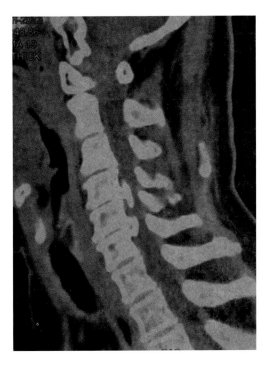

图 6-40　CT 显示, C~4~5~ 及 C~5~6~ 后纵韧带骨化。颈椎生理曲度良好

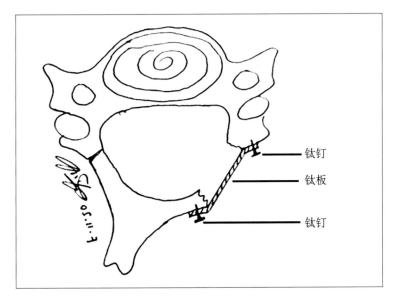

图 6-41　手术选择后路"单开门"椎管扩大成形术, 开门侧椎板与侧块间以微型钛钉-钛板连接固定

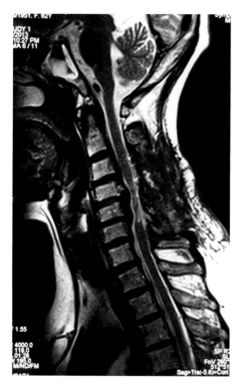

图 6-42　$C_{3\sim6}$ 椎管扩大成形,术后 MRI 显示,脊髓减压满意。颈椎生理曲度保持良好

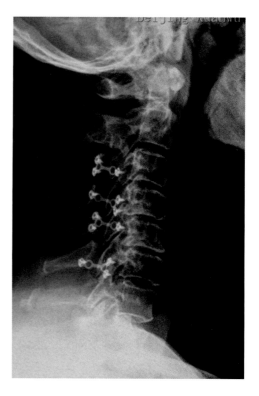

图 6-43　术后侧位 X 线片显示,微型钛钉-钛板固定。颈椎生理曲度良好

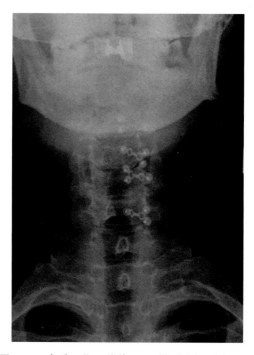

图 6-44　术后正位 X 线片显示,微型钛钉-钛板固定

**病例 2**

- 女性,34 岁。
- 进行性四肢无力 8 个月,加重伴呼吸困难 1 周。
- 诊断:$C_1 \sim T_1$ 髓内室管膜瘤(图 6-45 至图 6-49)。

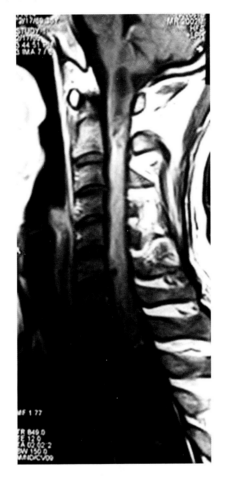

图 6-45　MRI 增强扫描显示,$C_1 \sim T_1$ 髓内肿瘤

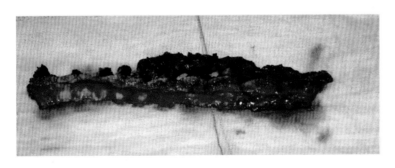

图 6-46　椎板完整切下,以备肿瘤切除后复位

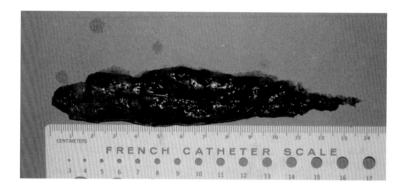

图 6-47　肿瘤完整全切

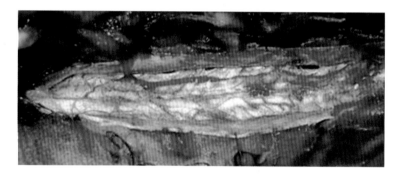

图 6-48　肿瘤切除后,缝合脊髓软膜及蛛网膜

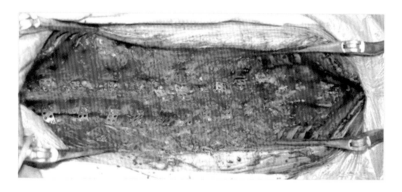

图 6-49　缝合硬膜后,椎板以微型钛钉-钛板复位固定

# 第 7 章

# 颈胸交界区后路螺钉内固定

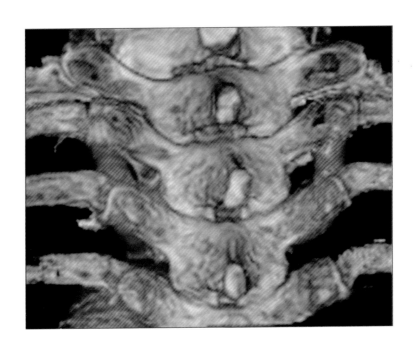

- 相对于上位颈椎，$C_7$ 侧块变小，但 $C_7$ 横突内没有椎动脉走行，且椎弓根相对较粗，因此，置入椎弓根螺钉相对安全。
- $T_1$ 及 $T_2$ 椎弓根较中段胸椎也粗大，植入螺钉相对安全。

# 第一节　$C_7$、$T_1$、$T_2$ 解剖及影像学解剖

$C_7$ 解剖及影像学解剖见图 7-1 至图 7-3。

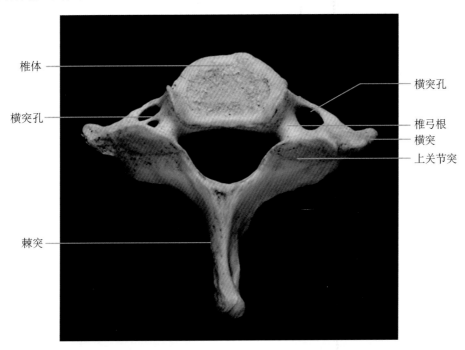

图 7-1　$C_7$ 颈椎上面观，$C_7$ 横突孔内一般由椎静脉丛填充

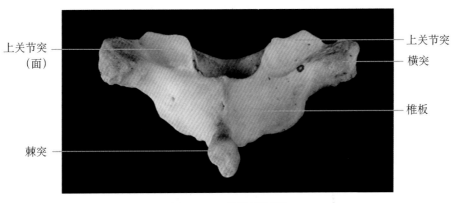

图 7-2　$C_7$ 颈椎后面观

125

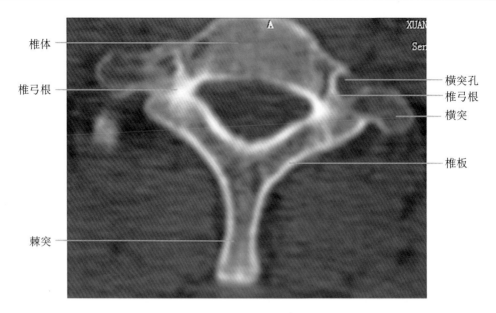

椎体

椎弓根

横突孔
椎弓根
横突

椎板

棘突

图 7-3　C₇ 轴位 CT

# 第二节　C₇、T₁、T₂ 螺钉植入技术

T₁、T₂ 解剖及影像学解剖见图 7-4 至图 7-9。

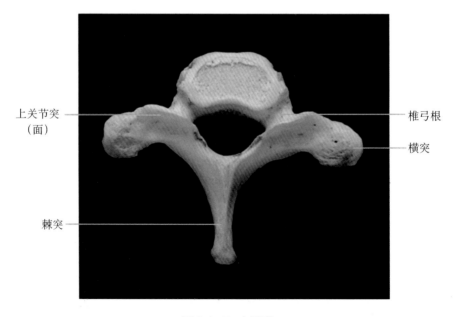

上关节突
（面）

椎弓根

横突

棘突

图 7-4　T₁ 上面观

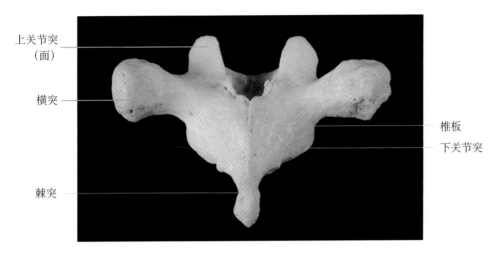

上关节突
（面）

横突

椎板

下关节突

棘突

图 7-5　T₁ 后面观

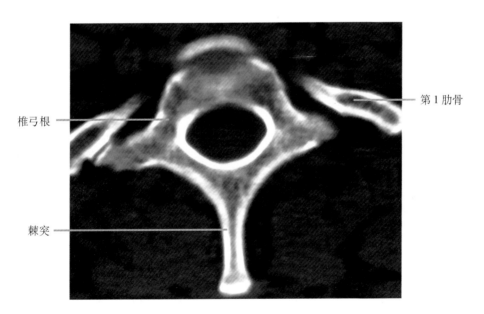

椎弓根

第 1 肋骨

棘突

图 7-6　T₁ 轴位 CT：注意椎弓根角度与 C₇ 的差别

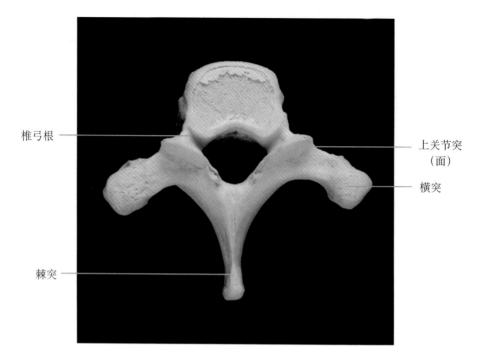

椎弓根

上关节突
（面）

横突

棘突

图 7-7 T$_2$ 上面观

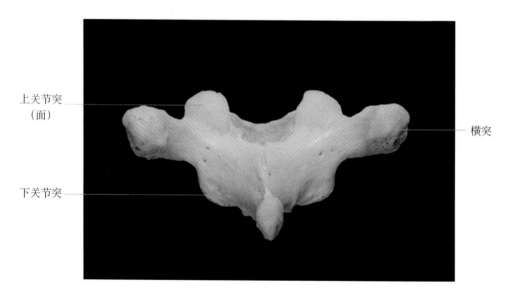

上关节突
（面）

横突

下关节突

图 7-8 T$_2$ 后面观

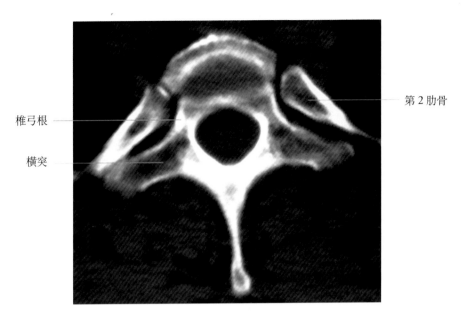

图 7-9　$T_2$ 轴位 CT：注意椎弓根角度的变化

$C_1$ 螺钉植入术见图 7-10 至图 7-12。

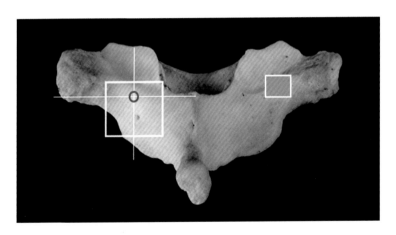

图 7-10　$C_7$ 椎弓根进钉点：侧块中央垂直线与水平中上 1/4 交界处

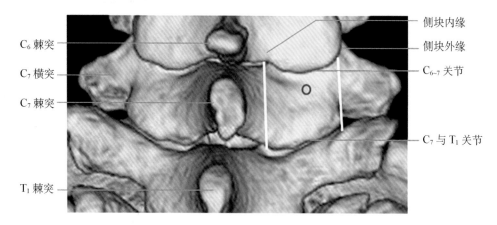

图 7-11　$C_7$ 椎弓根进钉点：侧块中央垂直线与水平中上 1/4 交界处

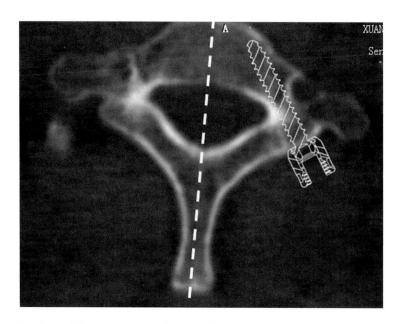

图 7-12　进钉方向：内倾 15°～45°，矢状位上与椎间隙平行（与局部颈椎曲线垂直）；直径：3.5mm；进钉深度：25～30mm

$T_1$、$T_2$ 螺钉植入技术见图 7-13 至图 7-18。

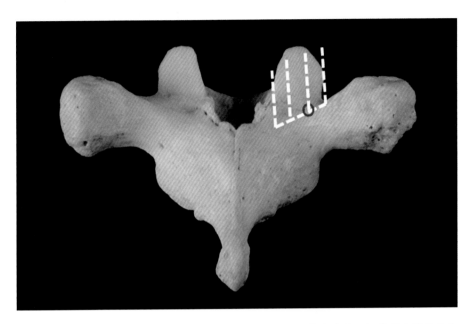

图 7-13 T$_1$ 椎弓根进钉点：横突上缘的水平线与经过上关节突中外 1/3 的垂直线的交点（红圈）

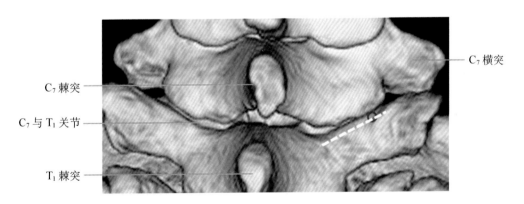

图 7-14 T$_1$ 椎弓根进钉点：横突上缘的水平线与经过上关节突中外 1/3 的垂直线的交点（红圈）

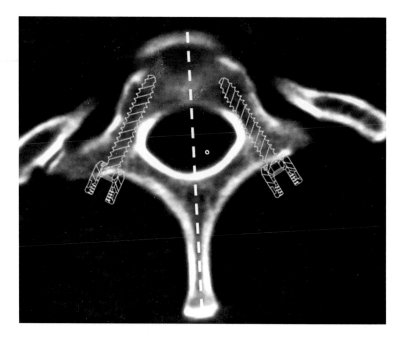

图 7-15　$T_1$ 进钉方向：内倾 20°～25°，矢状位上与椎间隙平行；直径：4～
5mm；长度：25～35mm

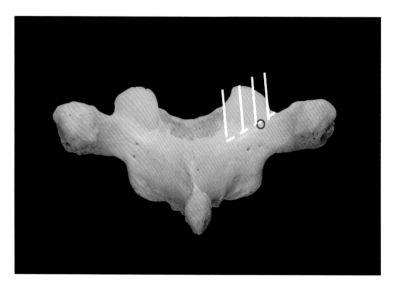

图 7-16　$T_2$ 进钉点与 $T_1$ 基本相同：横突上缘的水平线外缘与经过上关节
突中外 1/3 的垂直线的交点

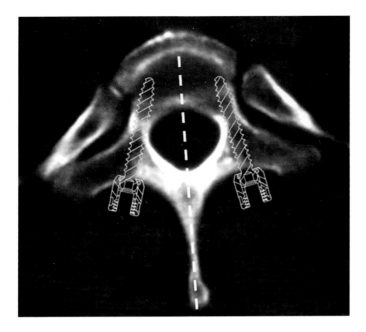

图 7-17　T$_2$ 进钉方向：内倾 15°～20°，矢状位上与椎间隙平行；直径：4～5mm；长度：25～35mm

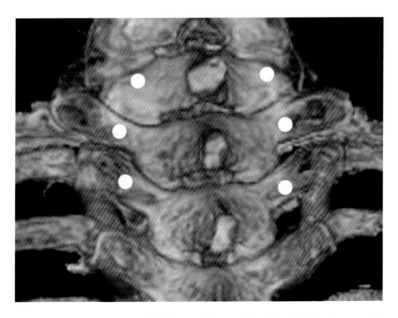

图 7-18　颈胸交界区进钉点整合图：注意 C$_7$ 进钉点相对偏内，而 T$_1$，T$_2$ 偏外，有时连接钛棒稍困难，必要时需要连接块

> **● 提 示 ●**
>
> ● 颈胸交界区为活动范围较大的颈部向活动相对固定的胸部过渡区域,也是颈椎生理前凸向胸椎生理后凸的过渡区域,因此,其稳定性要求较高,许多情况下,需要前后联合固定。
>
> ● 由于 $C_7$ 螺钉进钉点相对偏内,而 $T_1$、$T_2$ 相对偏外,以及螺钉直径不同,有时需要选择不同粗细的钛棒,之间以连接块连接。
>
> ● 如果单纯通过解剖定位的方式不能顺利置入椎弓根螺钉,可以通过切除部分椎板上外缘、直接探查到椎弓根的方式植入螺钉。
>
> ● 由于双侧肩关节的阻挡,多数情况下,侧位 X 线透视不能很好显示螺钉的位置,因此,正位透视非常重要。

## 第三节 临床病例

**病例 1**

● 女性,70 岁。

● 左手及上臂麻木 10 年,伴力弱 2 周。左手肌肉萎缩。

● 诊断:$C_6$～$T_2$ 海绵状血管瘤(图 7-19 至图 7-23)。

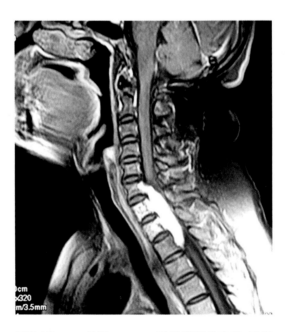

图 7-19 MRI 显示,$C_6$～$T_2$ 异常增强的病变,累及椎体及硬膜外,脊髓严重受压

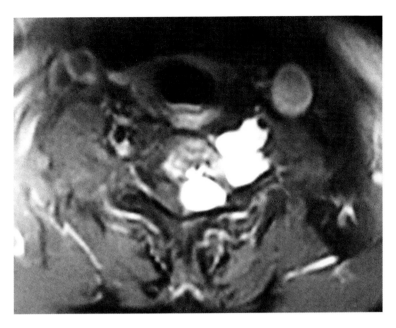

图 7-20　MRI 显示,病变累及椎体、椎体前外侧,以及硬膜外,脊髓严重
　　　　受压

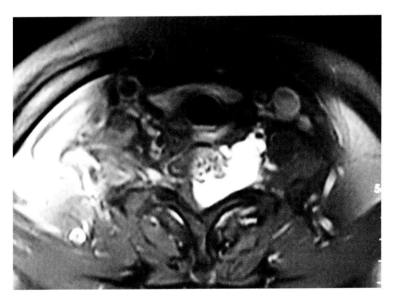

图 7-21　MRI 显示,病变累及椎体、椎体前外侧,以及硬膜外,脊髓严重
　　　　受压

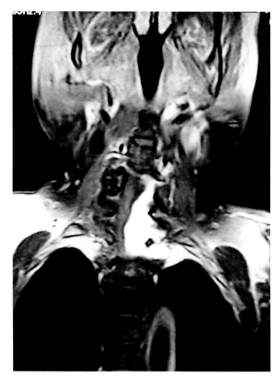

图 7-22　冠状位 MRI 显示,脊髓严重受压

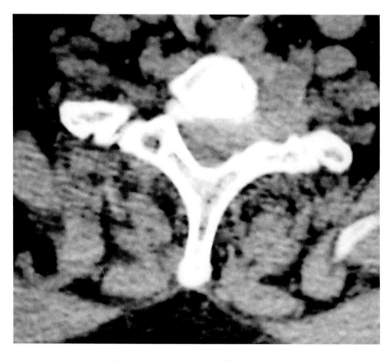

图 7-23　CT 显示,左侧椎间孔扩大

**【手术】**

• 病变突向左侧 $C_{6\sim7}$ 及 $C_7\sim T_1$ 椎间孔，并引起相应椎弓根破坏。手术采用左侧半椎板切除椎管内部分，并进一步切开 $C_{6\sim7}$ 及 $C_7\sim T_1$ 椎间孔切除病变。

• 最后采用 $C_4$、$C_5$ 侧块至 $T_1$、$T_2$ 椎弓根螺钉重建脊柱稳定性。

见图 7-24，图 7-25。

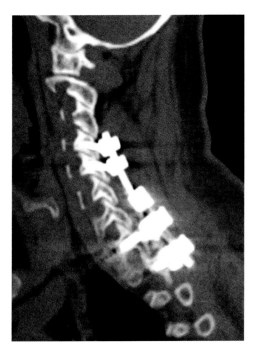

图 7-24　CT 显示 $C_4$、$C_5$ 侧块及 $T_1$、$T_2$ 椎弓根螺钉

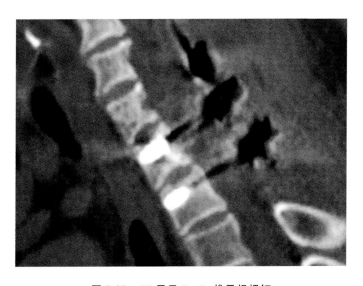

图 7-25　CT 显示 $T_1$、$T_2$ 椎弓根螺钉

**病例 2**

• 女性,43 岁。

• 胸前后部疼痛 1 年,加重伴左上肢尺侧麻木 3 个月。MRI 检查提示,$C_7 \sim T_1$ 椎管内外沟通性肿瘤。

• 手术后病理检查提示病变为 $C_7 \sim T_1$ 软骨肉瘤,见图 7-26 至图 7-28。

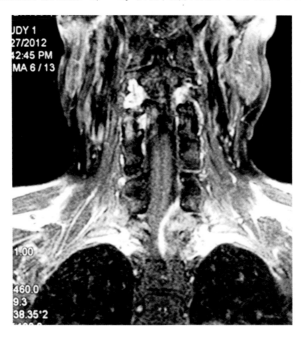

图 7-26　MRI 显示,$C_7 \sim T_2$ 硬膜外肿瘤

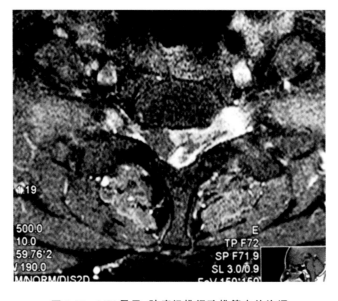

图 7-27　MRI 显示,肿瘤经椎间孔椎管内外沟通

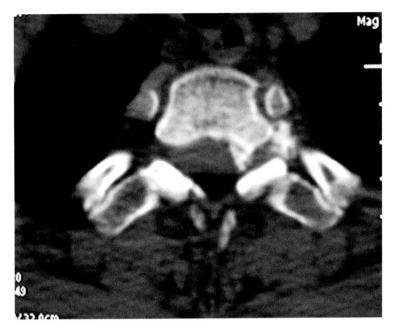

图 7-28　CT 显示,左侧椎间孔骨质异常

【手术】　后正中入路,椎板及左侧 $C_7 \sim T_2$ 椎间孔切开,肿瘤切除后,行 $C_7 \sim T_2$ 椎弓根螺钉固定(图 7-29 至图 7-31)。

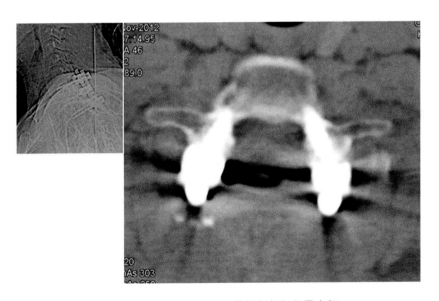

图 7-29　术后 CT 显示 $C_7$ 椎弓根螺钉位置良好

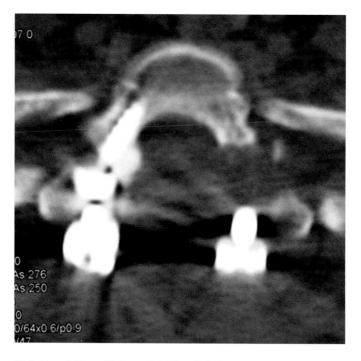

图 7-30　术后 CT 显示 T$_1$ 右侧椎弓根螺钉位置良好,左侧椎弓根
　　　　受肿瘤影响切除

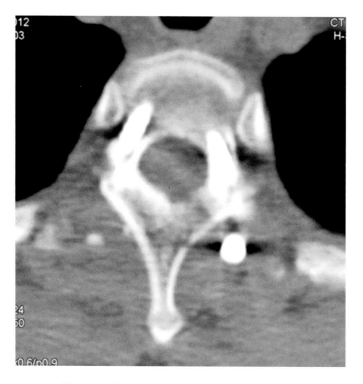

图 7-31　术后 CT 显示 T$_2$ 椎弓根螺钉位置良好

**病例 3**

- 女性,22 岁。
- 进行性双下肢力弱,伴左手麻木疼痛。
- MRI 检查提示,$T_1$～$T_3$ 水平的椎管内血管畸形,左侧累及椎间孔,血管造影检查证实,并进一步行血管内栓塞治疗。

见图 7-32 至图 7-34。

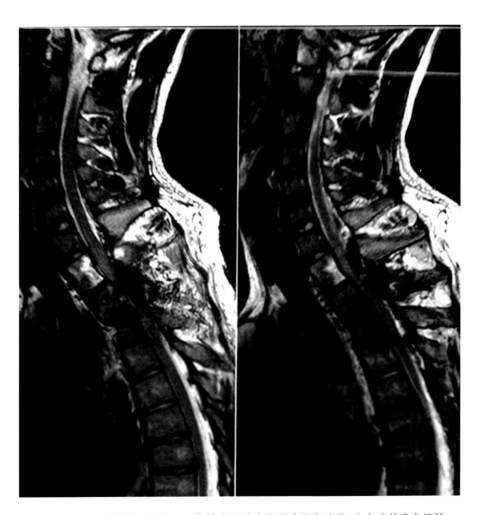

图 7-32　行血管内栓塞后,$T_{1～3}$ 椎管内压迫占位效应没有改善,患者症状没有好转

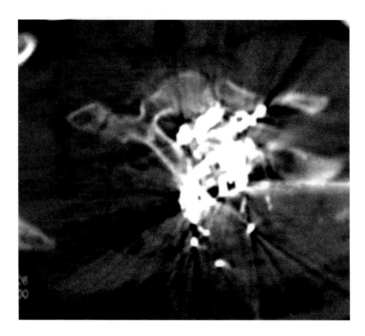

图 7-33　T$_1$ 水平 CT 检查可见血管畸形栓塞后残留物,占据椎管内,并累及椎板、棘突及左侧椎弓根

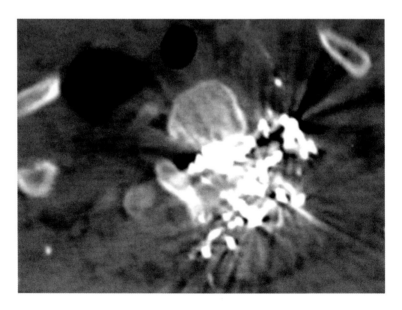

图 7-34　T$_2$ 水平 CT 检查可见血管畸形栓塞后残留物,占据椎管内大部,并累及椎板、棘突及左侧椎弓根

【手术】

• 后正中入路,椎板及左侧 $T_{1\sim2}$ 及 $T_{2\sim3}$ 关节突关节切开,血管畸形切除,然后行 $C_6\sim T_3$ 螺钉固定(图 7-35)。

• 由于颈椎椎弓根螺钉靠外,而胸椎相对靠内,加上颈椎钛棒细,而胸椎粗,因此,螺钉间需要连接块连接。

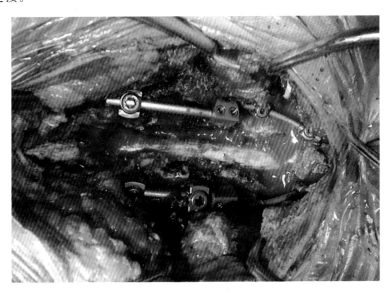

图 7-35　术中照片示 $C_6$ 双侧侧块,$C_7$、$T_3$ 左侧椎弓根及 $T_2$、$T_3$ 右侧椎弓根螺钉,颈椎与胸椎钛棒间以连接块连接

# 第 8 章

# 胸椎（T$_{3\sim12}$）椎弓根螺钉内固定

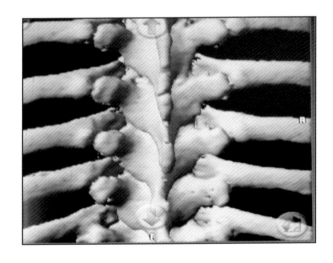

# 第一节　解剖及影像学解剖

见图 8-1 至图 8-4。

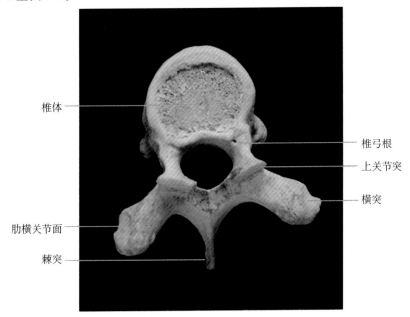

椎体

椎弓根
上关节突
横突

肋横关节面

棘突

图 8-1　胸椎上面观

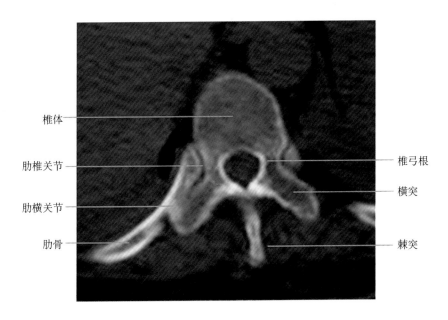

椎体

肋椎关节

肋横关节

肋骨

椎弓根

横突

棘突

图 8-2　胸椎轴位 CT

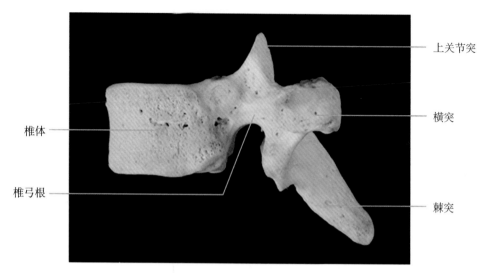

图 8-3　胸椎侧面观

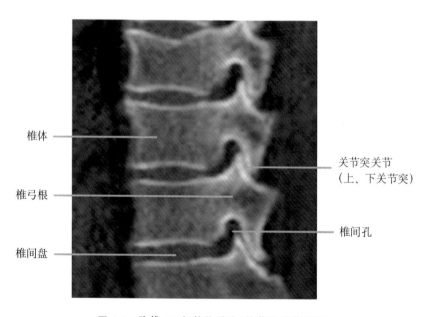

图 8-4　胸椎 CT 矢状位重建(关节突关节平面)

# 第二节　螺钉植入技术

螺钉植入技术见图 8-5 至图 8-14。

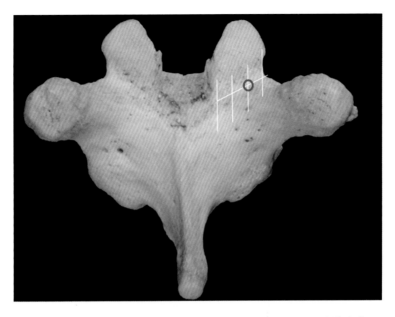

图 8-5　进钉点(T$_{3\sim11}$):位于横突上缘与上关节突中外 1/3 垂线的交点

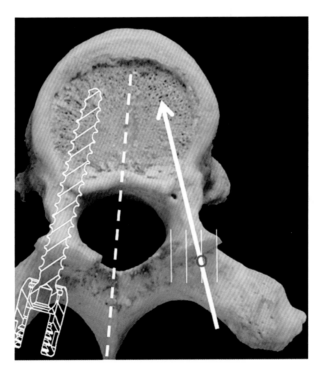

图 8-6　进钉方向:内倾 5°～10°

矢状位上与椎间隙平行(与局部胸椎曲线垂直);螺钉

直径:4.35～5.5mm

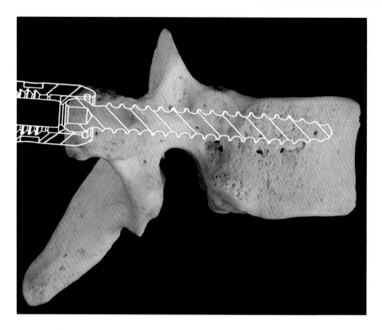

图 8-7　在矢状面垂直胸椎曲度,与胸椎上终板平行。进钉深度:30～45mm,根据术前 CT 测量及术中 X 线显示的实际深度决定,X 线上,螺钉的深度达到椎体前后径的 80% 为宜

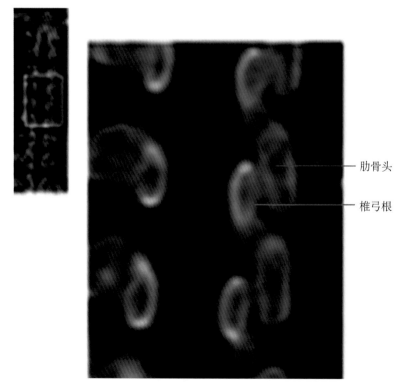

肋骨头

椎弓根

图 8-8　胸椎椎弓根上下径高,而横径较窄;另外,其内壁皮质相对致密,因此,准备钉道过程中容易偏向外

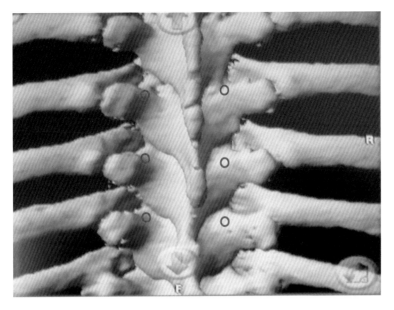

图 8-9　手术过程中,需要充分显露横突确认进钉点

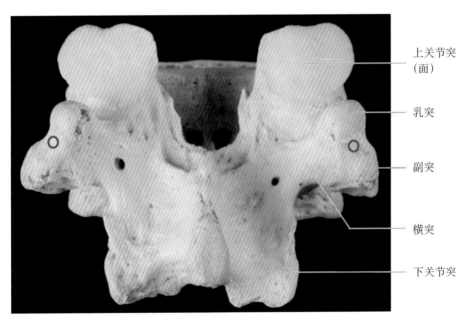

上关节突
(面)

乳突

副突

横突

下关节突

图 8-10　T$_{12}$ 为胸椎与腰椎的过渡,其形态与两者有所不同。上关节面与 T$_{11}$ 仍然为前后
　　　　关系,而下关节面与 L$_1$ 为内外关系。横突远端进一步分为乳突和副突,进钉点
　　　　即在两者之间(红圈)

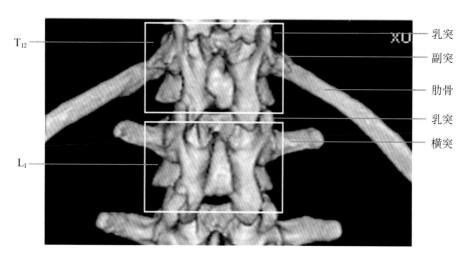

图 8-11　CT 三维重建：T₁₂ 侧方为肋骨，而 L₁ 横突成为一个独立的结构。T₁₂ 横突远端进一步分为乳突和副突，类似 L₁，在腰椎，乳突即上关节突

右侧标注（从上到下）：乳突、副突、肋骨、乳突、横突

左侧标注：T₁₂、L₁

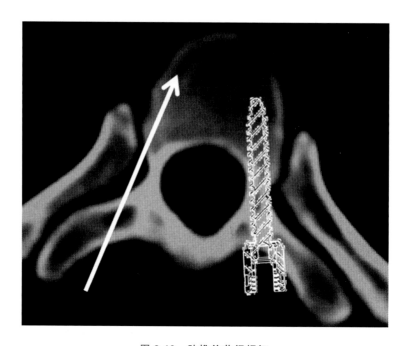

图 8-12　肋椎关节间螺钉

　　如果椎弓根较细，不足以容纳螺钉，可以选择肋椎关节间螺钉。进钉点可以选择平关节突关节外缘的横突上缘，钉道准备过程中，需要特别注意骨皮质/骨松质间的变化，尤其由关节间再次进入椎体时，需先经过骨皮质，有时较为困难

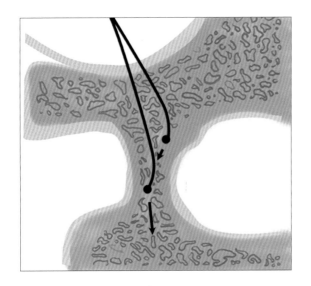

图 8-13　椎弓根螺钉钉道准备过程中,如果方向难以准确把握,可以试用球形探针探查钉道的方法。探针较软,加上其球形的前端,遇到较硬的骨皮质时可以自行调整方向至骨松质内

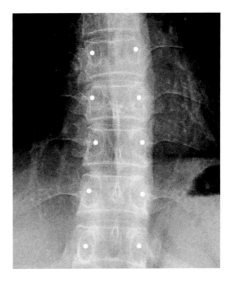

图 8-14　正位 X 线上,进钉点位于椎弓根投影的中外 1/3 处

---

● **提　示** ●

· 胸椎椎弓根有时较细小,尤其中胸段,术前需要 CT/X 线很好评价,如果由于椎弓根细小不适合螺钉植入,可以采用肋椎关节间螺钉或椎弓根/横突钩等其他替代技术。

· 对于脊柱畸形患者,如脊柱侧弯、后凸等,椎体及椎弓根的正常解剖发生变化,螺钉的进钉方向及角度需要相应调整。

# 第三节　临 床 病 例

**病例 1**

· 男性,39 岁,外伤后双下肢无力,伴大小便费力。

· 查体:双下肢肌力 2/5 级,T$_{10}$ 以下感觉减退,提睾反射未引出,肛诊示肛门括约肌有自主收缩。

· 诊断:T$_{12}$ 椎体骨折、T$_{11\sim12}$ 脱位、脊髓不完全损伤。

见图 8-15,图 8-16。

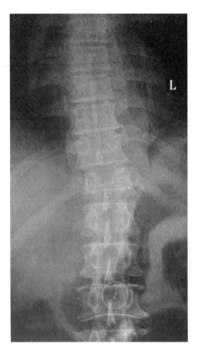

图 8-15　正位 X 线片：T$_{11\sim12}$ 椎体侧方移位

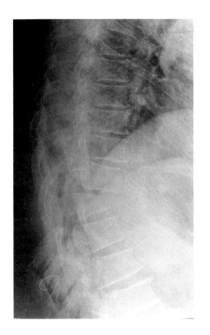

图 8-16　侧位 X 线片：T$_{12}$ 椎体上缘压缩骨折，
　　　　　T$_{11\sim12}$ 椎体前后移位

【手术】　T$_{11}$～L$_1$ 椎弓根螺钉复位固定（图 8-17 至图 8-20）。

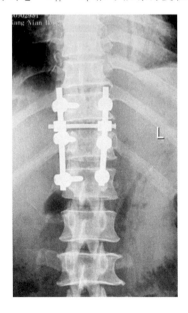

图 8-17　手术采用 T$_{11}$～L$_1$ 椎弓根螺钉复位
　　　　　固定。术后正位 X 线片显示，螺钉
　　　　　位置良好，T$_{11\sim12}$ 椎体复位满意

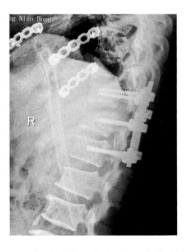

图 8-18　术后侧位 X 线片显示，螺钉位置良
　　　　　好，T$_{11\sim12}$ 椎体复位满意

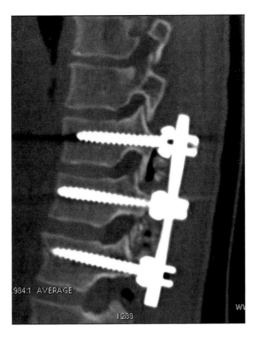

图 8-19　术后 CT 显示,螺钉位置良好,T$_{12}$ 椎体形态恢复良好,T$_{11\sim12}$ 椎体复位满意

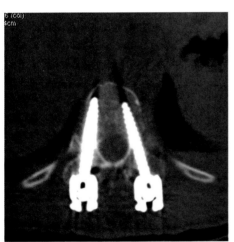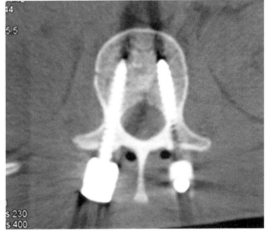

图 8-20　术后 CT 显示,螺钉位置良好

**病例 2**

- 女性,37 岁。
- 进行性双下肢无力 5 个月,加重 3 周。无大小便功能障碍。
- 查体:双下肢肌力 3/5 级,膝腱、跟腱反射亢进,双侧 Babinski 征阳性。腹壁反射未引出。
- 诊断:T$_{1\sim3}$ 后纵韧带骨化。

见图 8-21 至图 8-23。

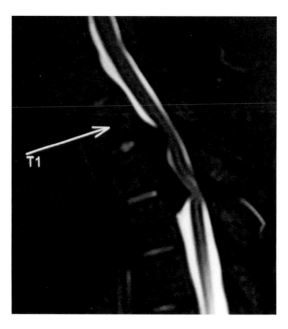

图 8-21  MRI 显示,$T_{1\sim3}$ 水平脊髓前方受压,并伴有
脊髓内异常变性信号

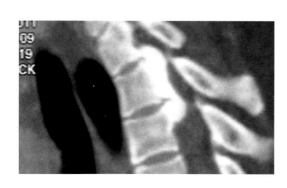

图 8-22  CT 显示脊髓前方压迫为后纵韧带骨化

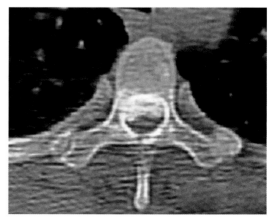

图 8-23  轴位 CT 显示骨化的后纵韧带占据椎管
50% 以上

【手术】 双侧椎弓根入路,后纵韧带 en bloc 切除,$T_{1\sim4}$ 椎弓根螺钉固定(图 8-24 至
图 8-27)。

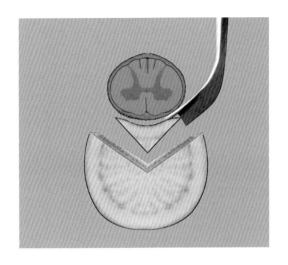

图 8-24　手术采用双侧椎弓根入路。切除椎弓根后,沿椎体后外缘纵行向椎体内磨出一沟槽,两侧贯通呈"涵洞"样。利用带弧度的骨刀,不需要脊髓的牵拉即可切除脊髓前方的压迫物,前端舌状薄片类似神经剥离子,可以分离保护硬脊膜

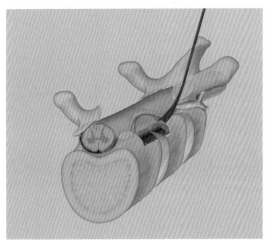

图 8-25　切除骨化的后纵韧带时,从上下两端将骨刀放置于致压物与正常椎体的过渡处,此处有一相对疏松的硬膜外间隙,这样可以将整块骨化的后纵韧带从其上下两端游离并进一步切除

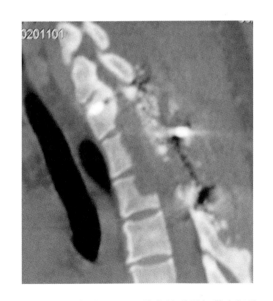

图 8-26　手术后 CT 显示骨化的后纵韧带全切除

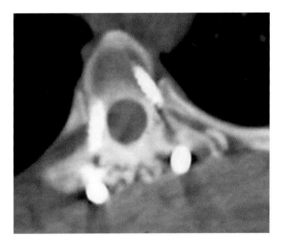

图 8-27　轴位 CT 显示 T$_4$ 右侧椎弓根螺钉,左侧为肋椎关节间螺钉

**病例 3**

- 男性,56 岁。
- 左侧胸部放射疼痛。
- 诊断:T$_{4\sim5}$ 椎管内外沟通性肿瘤(神经鞘瘤)。

见图 8-28,图 8-29。

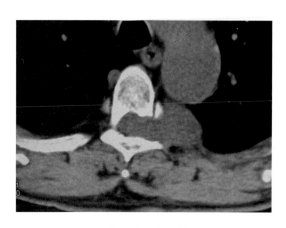

图 8-28　CT 显示，椎管内外沟通性肿瘤，沿 $T_{4\sim5}$ 左侧椎间孔突向胸腔，$T_4$ 椎弓根肿瘤破坏

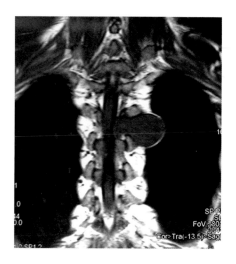

图 8-29　冠状位 MRI 显示，肿瘤椎管内外沟通，向外突向胸腔，椎管内脊髓轻度受压

【手术】　后正中入路，切除椎板显露椎管内肿瘤；向左侧充分显露并切除横突及 $T_5$ 近端肋骨后，显露椎间孔及突向胸腔内的肿瘤，肿瘤囊内分块切除，最后瘤壁分离切除，尽量保持胸膜完整（图 8-30 至图 8-32）。

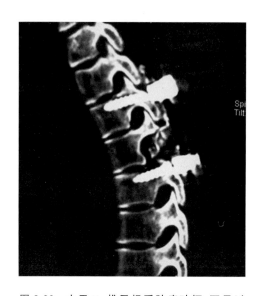

图 8-30　由于 $T_4$ 椎弓根受肿瘤破坏，不足以植入螺钉，因此同侧选择 $T_3$ 和 $T_5$，对侧 $T_3$、$T_4$ 及 $T_5$ 椎弓根螺钉植入内固定

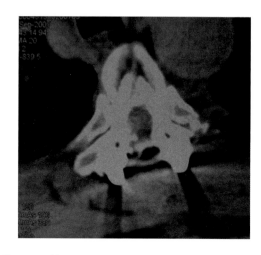

图 8-31　轴位 CT 显示，双侧 $T_3$ 椎弓根螺钉位置良好

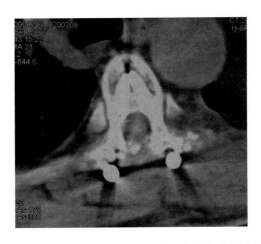

图 8-32　轴位 CT 显示,双侧 T$_5$ 椎弓根螺钉位置良好

**病例 4**

- 男性,22 岁。背痛伴进行性双下肢无力 40d,伴大小便功能障碍。
- 查体:双下肢肌力 0/5 级,T$_8$ 以下感觉障碍平面,双 Babinski 征(+)。
- 诊断:T$_7$ 椎体血管瘤。

见图 8-33 至图 8-38。

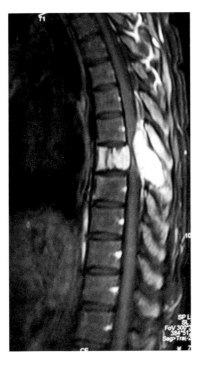

图 8-33　MRI 显示,T$_7$ 椎体及其棘突异常增强信号,脊髓前后受压

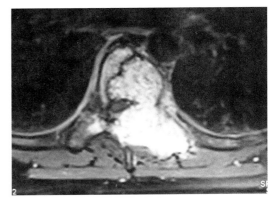

图 8-34　轴位 MRI 显示,病变累及椎体左侧、左侧椎弓根、横突及棘突。脊髓严重受压

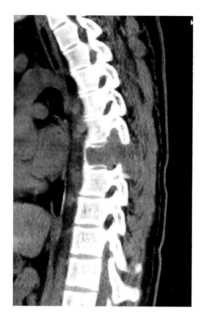

图 8-35　CT 显示，T$_7$ 椎体及其椎弓
　　　　根、棘突破坏缺如

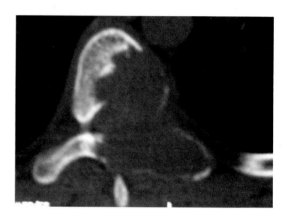

图 8-36　CT 显示，T$_7$ 椎体及其椎弓根、棘突破坏缺
　　　　如，部分骨皮质残留

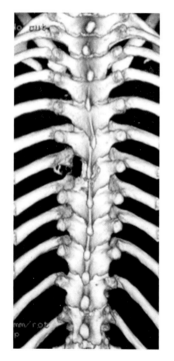

图 8-37　三维重建 CT 显示，T$_7$ 左侧椎
　　　　弓根、椎板及横突破坏缺如

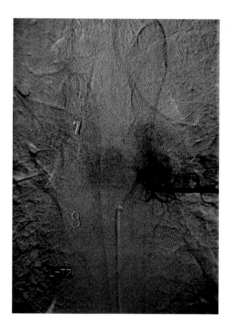

图 8-38　脊髓血管造影显示，左侧 T$_7$ 根
　　　　动脉供血，肿瘤椎体染色。栓塞
　　　　后手术治疗

【手术】 后方入路，病变椎体切除，钛网椎体重建，椎弓根螺钉内固定（图 8-39 至图 8-41）。

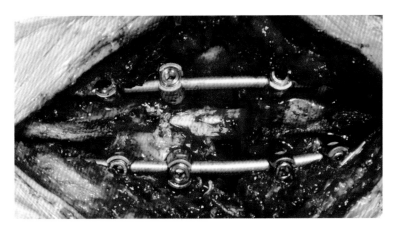

图 8-39 术中显示经两侧横突及椎弓根入路，T$_7$ 椎体全切，钛网重建。上下相邻节段椎弓根螺钉固定

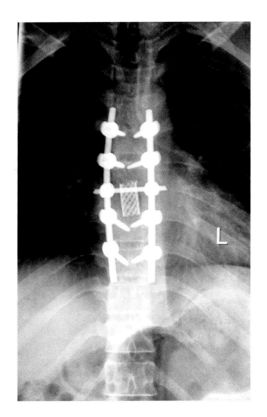

图 8-40 术后正位 X 线片显示，钛网及螺钉位置满意

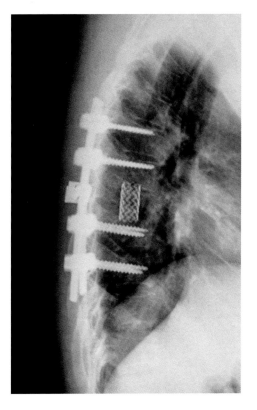

图 8-41 术后侧位 X 线片显示，钛网及螺钉位置满意

病例5　脊柱侧弯。

- 男性，19 岁。
- 13 岁始发现脊柱畸形伴右侧胸部进行性感觉减退。四肢活动无受限。
- 诊断：脊柱侧凸畸形（Lenke 分型：1B-）伴脊髓空洞。见图 8-42 至图 8-46。

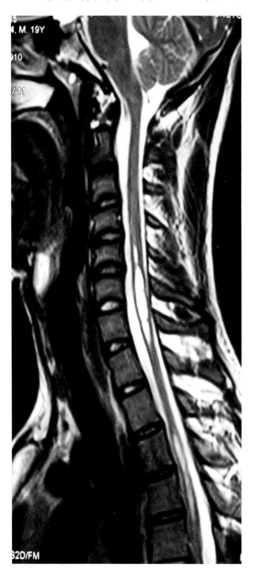

图 8-42　MRI 显示，颈及胸段脊髓空洞，与患者相应部位感觉障碍有关

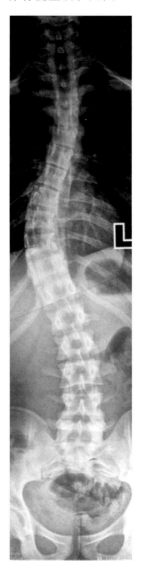

图 8-43　全脊柱正位 X 线片显示，胸段脊柱侧弯

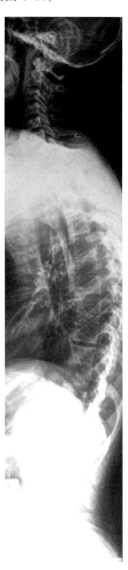

图 8-44　全脊柱侧位 X 线片显示，脊柱矢状位对线良好

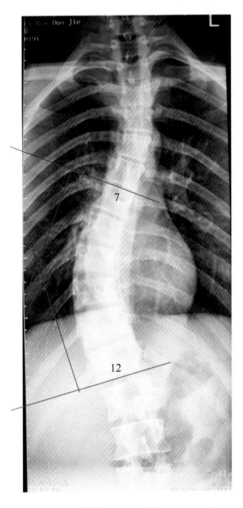

图 8-45　两端椎 T$_7$、T$_{12}$ 间 Cobb 角 45°

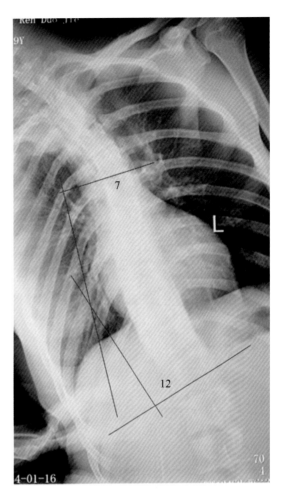

图 8-46　右侧屈 bending 相,T$_7$、T$_{12}$ 间 Cobb 角变
为 15°

【手术】　T$_5$～L$_1$ 椎弓根螺钉矫形(图 8-47 至图 8-49)。

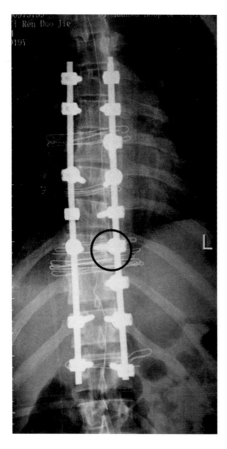

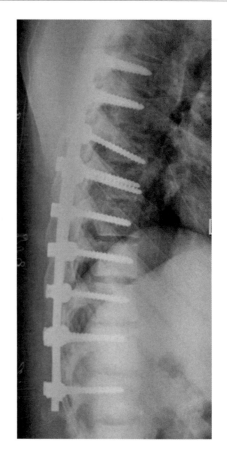

图 8-47　术后 X 线片显示,侧凸完全矫正。T<sub>10</sub>螺钉位置稍偏内,但在可接受范围内

图 8-48　T<sub>7</sub> 螺钉矢状位上方向欠佳,但在可接受范围内

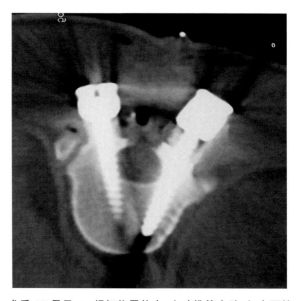

图 8-49　术后 CT 显示,T<sub>7</sub> 螺钉位置偏内,突破椎管内壁,但在可接受范围内

**病例 6** 脊柱后凸畸形

- 女性,46 岁。
- 进行性双下肢无力 3 年。
- 查体:双下肢肌张力增高,肌力 3/5 级,腱反射增高,双侧病理征阳性。
- 诊断:胸椎半椎体/后凸畸形。

见图 8-50,图 8-51。

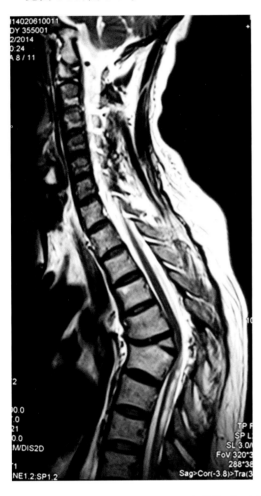 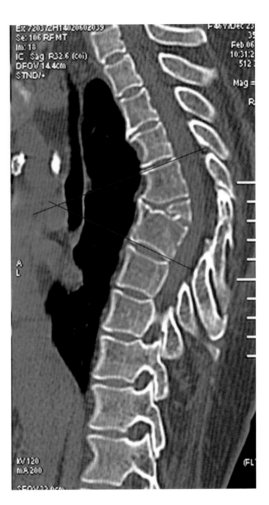

图 8-50 MRI 显示,胸椎后凸畸形,$T_6$ 半椎体,相应部 位脊髓受压

图 8-51 CT 显示,胸椎后凸畸形,$T_6$ 半椎体。 $T_{5\sim7}$ 间 Cobb 角 45°

【手术】 双侧椎弓根入路,半椎体切除,$T_{4\sim8}$ 椎弓根螺钉矫形固定(图 8-52 至图 8-57)。

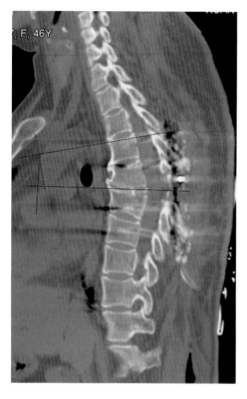

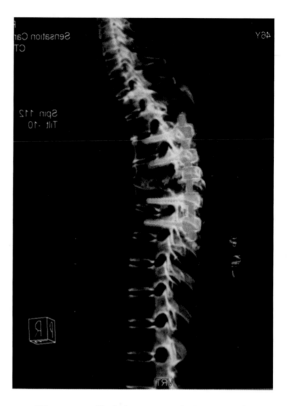

图 8-52　术后 CT 显示，胸椎后凸矫形满意。
T$_{5\sim7}$ 间 Cobb 角 12°

图 8-53　三维重建 CT 显示，螺钉位置满意

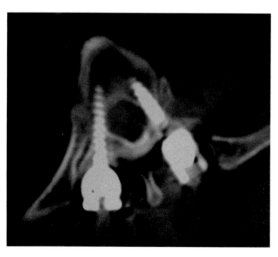

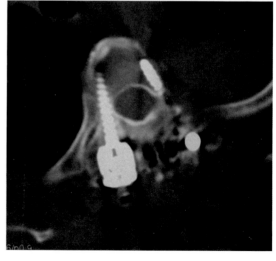

图 8-54　轴位 CT 显示，T$_5$ 椎弓根螺钉位置满意

图 8-55　轴位 CT 显示，T$_6$ 椎弓根螺钉位置满意

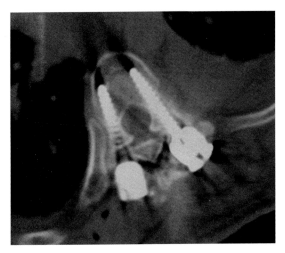

图 8-56　轴位 CT 显示,T$_7$ 椎弓根螺钉位置满意

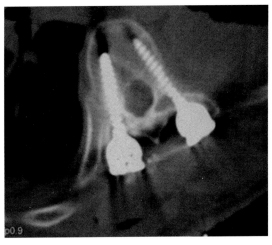

图 8-57　轴位 CT 显示,T$_8$ 椎弓根螺钉位置满意

# 第 9 章

# 腰骶椎椎弓根螺钉内固定

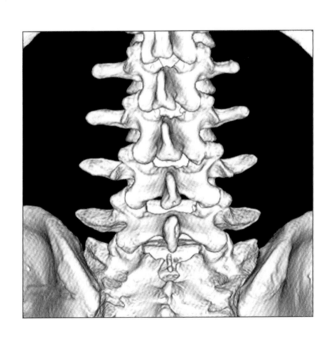

# 第一节　解剖及影像学解剖

见图 9-1 至图 9-6。

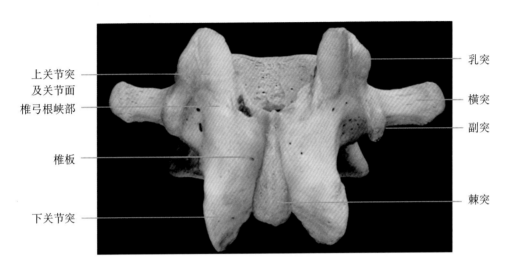

图 9-1　L$_2$ 腰椎后面观

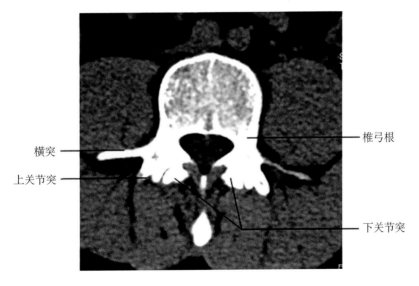

图 9-2　L$_2$ 腰椎 CT 轴位

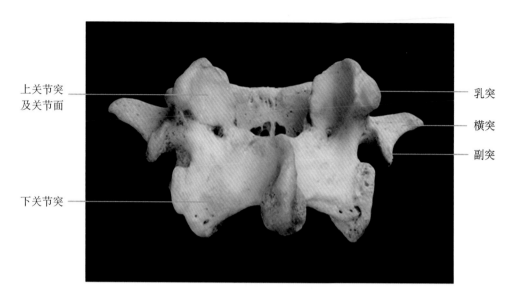

上关节突
及关节面

乳突

横突

副突

下关节突

图 9-3　L₅ 腰椎后面观

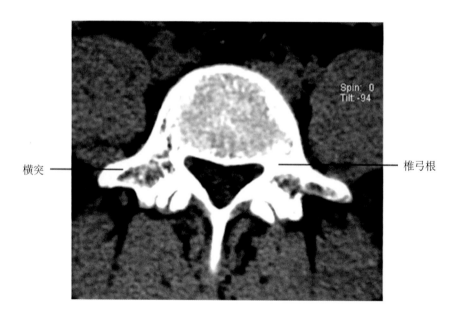

横突

椎弓根

图 9-4　L₅ 腰椎 CT 轴位（注意椎弓根方向与 L₂ 的不同）

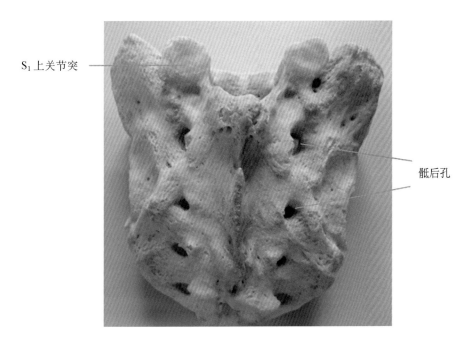

S₁ 上关节突

骶后孔

图 9-5　骶骨后面观

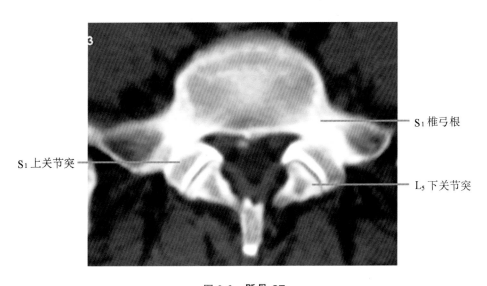

S₁ 上关节突

S₁ 椎弓根

L₅ 下关节突

图 9-6　骶骨 CT

# 第二节　螺钉植入技术

直视下螺钉植入技术，图 9-7 至图 9-19。

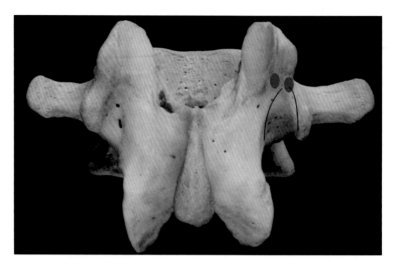

图 9-7 腰椎螺钉进钉点:可以选在副突与椎弓根峡部之间形成的"人"字脊的顶点,也可选在上关节突的根部。选用不同进钉点时,应注意调整相应的进钉方向

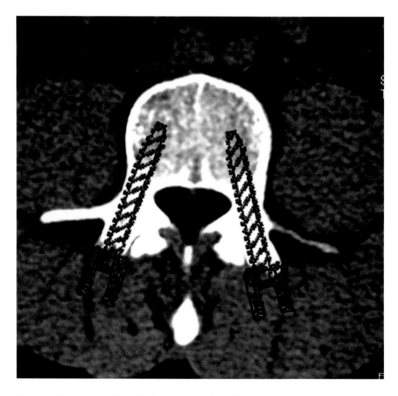

图 9-8 进钉方向:在水平位上应该向中线倾斜 $10°\sim15°$,从 $L_{1\sim5}$ 内倾角度逐步加大

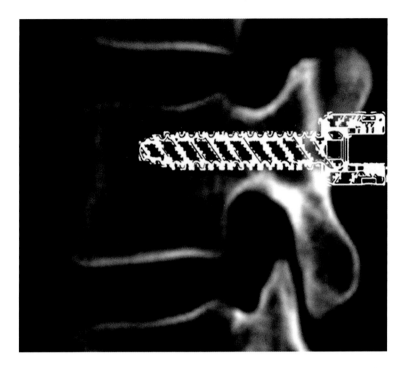

图 9-9　钉道在矢状平面内应该平行上终板，与该节段椎体的弧度垂直。腰椎椎弓根螺钉长度一般为 40~50mm，或达椎体 4/5 深度，直径 6.5mm

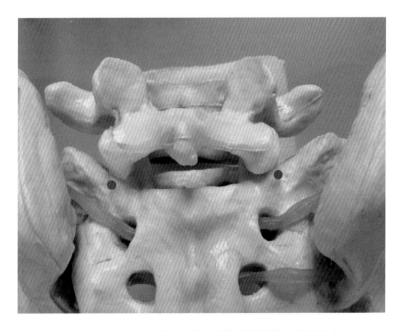

图 9-10　$S_1$ 螺钉进钉点：骶骨关节突的下缘与外缘交点

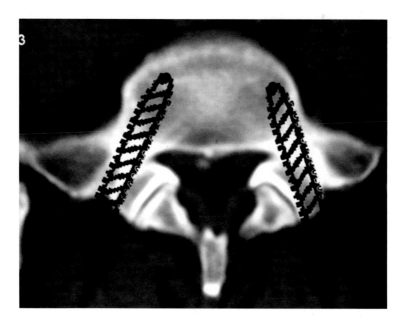

图 9-11　骶骨螺钉进钉方向：内倾 20°～30°指向骶骨岬

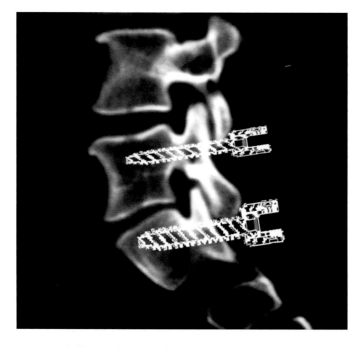

图 9-12　S$_1$ 矢状面上：轻微上倾指向上终板前缘。进钉深度：35～50mm

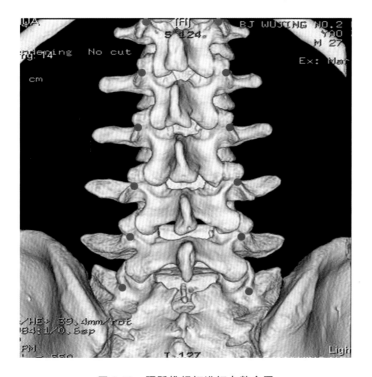

图 9-13 腰骶椎螺钉进钉点整合图

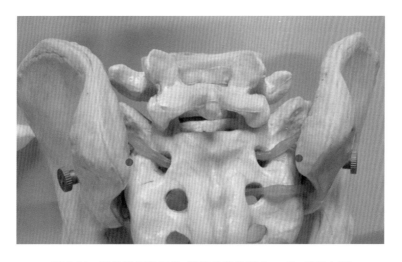

图 9-14 髂骨螺钉进钉点:骶髂关节外侧 5mm 处,髂后上棘

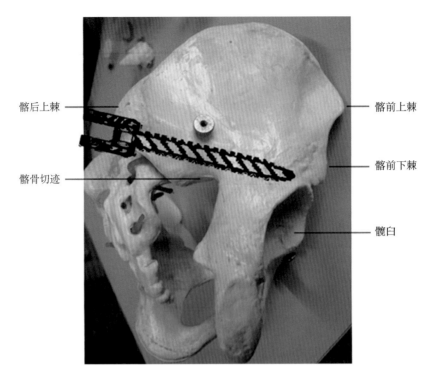

髂后上棘 ——

髂骨切迹 ——

—— 髂前上棘

—— 髂前下棘

—— 髋臼

图 9-15　髂骨螺钉进钉方向:髂翼的两层骨皮质之间,向外 20°~40°,在矢状位上螺钉指向髂前
下棘,侧位 X 线片上,钉道位于髂骨切迹上方 1.5~2.5cm,髋关节上方

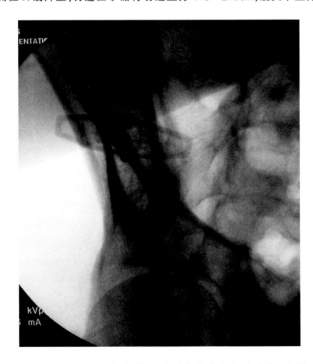

图 9-16　在斜位 X 线下,平行于两层皮质,并沿髂后上棘指向闭孔方向,这样,钉道及螺钉位于
类似泪滴投影中[MY Wang,et al. Neurosurg Focus 25 (2):E17, 2008]

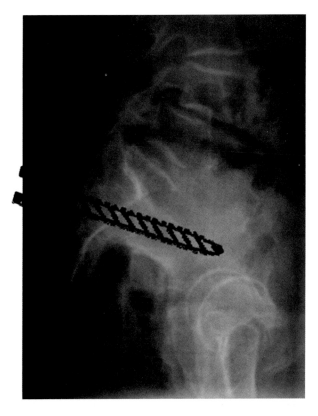

图 9-17　髂骨螺钉进钉方向:髂翼的两层骨皮质之间,向外 20°~40°,在矢状位上螺钉指向
　　　　髂前下棘,侧位 X 线片上,钉道位于髂骨切迹上方 1.5~2.5cm,髋关节上方。螺钉
　　　　直径 8mm,长度可达 100~120mm

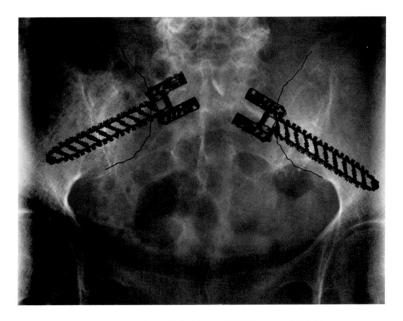

图 9-18　正位 X 线片提示,髂骨螺钉的理想位置

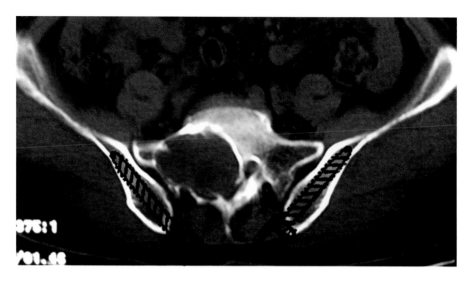

图 9-19　轴位 CT 显示，髂骨螺钉的理想位置

# 第三节　经皮椎弓根螺钉植入技术

经皮椎弓根螺钉植入技术见图 9-20，图 9-21。

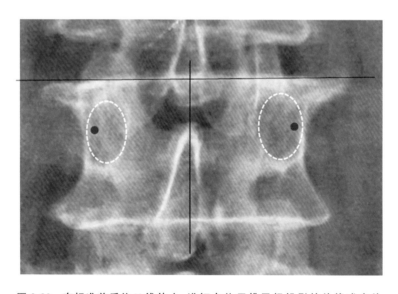

图 9-20　在标准前后位 X 线片上，进钉点位于椎弓根投影的外缘或中外
1/3 处（标准前后位：上终板呈一条线，两侧椎弓根投影对称，棘
突尖位于椎体投影的中央）

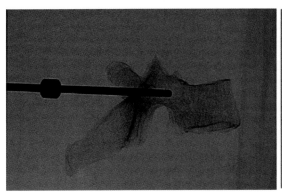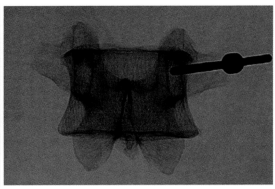

图 9-21　理想的螺钉在 X 线下的表现为,当侧位上螺钉尖部到达椎体后缘时,正位上应刚好到达椎弓根投影的内缘

---

● 提 示 ●

● 腰骶椎椎弓根相对粗大,螺钉植入相对容易。但对于某些肿瘤或畸形的患者,椎弓根有可能破坏或正常解剖发生变化,螺钉植入时应注意。

● 对于外伤或畸形需要矫形复位的患者,术中需要撑开、加压、提拉、去旋转等多种复位技术,为了能够获得更多的复位/矫形力量,同时便于钛棒的置入,需要合理选择使用单向与万向螺钉。

● 目前微创经皮螺钉应用越来越广,其关键是对影像解剖,如对 X 线有正确的理解,这样才能在影像引导下准确植入螺钉。

# 第四节　临床病例

### 病例 1

● 男性,53 岁。

● 矿井外伤后双下肢截瘫。

● 查体:$T_{7\sim11}$ 平面阶段感觉减退,$T_{12}$ 节段以下感觉消失,双下肢肌张力减低,肌力 0 级。

● CT 检查提示:$L_1$ 椎体骨折伴 $T_{12}\sim L_1$ 椎体移位(图 9-22)。

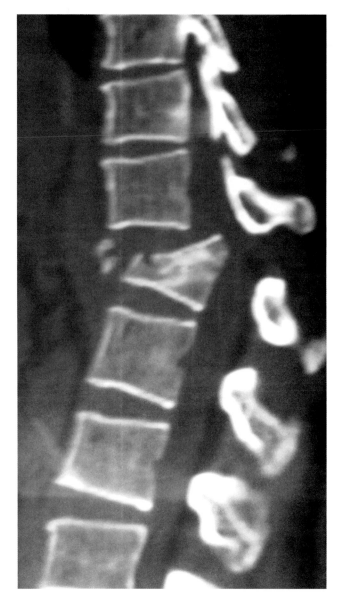

图 9-22　CT 提示,$L_1$ 椎体骨折伴移位

【手术】
- 行 $T_{12}$ 及 $L_2$ 单向、$T_{11}$ 及 $L_3$ 万向椎弓根螺钉植入后,连接钛棒撑开复位固定。
- 手术后 1 个月,患者双下肢肌力恢复至 3/5 级。

见图 9-23。

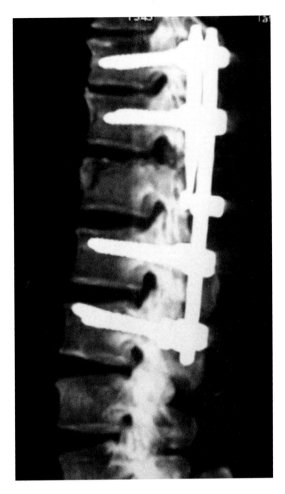

图 9-23　术后三维 CT 显示,骨折脱位复位满意,螺钉位置良好

**病例 2**

- 男性,46 岁。
- 16 年前外伤,$L_1$ 压缩性骨折,走路不稳伴大小便障碍,近 1 年来症状逐渐加重。
- 诊断:$L_1$ 陈旧性骨折伴脊髓空洞。

见图 9-24 至图 9-26。

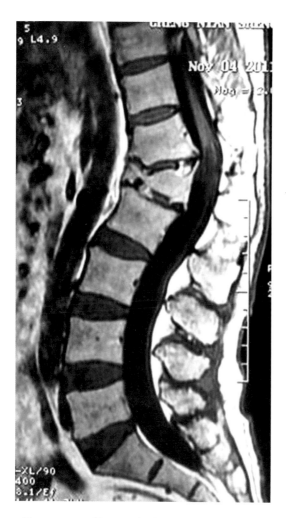

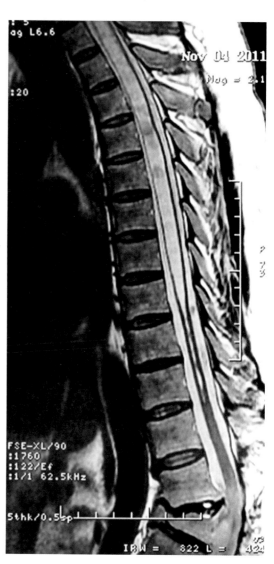

图 9-24 MRI 提示,L₁ 椎体陈旧性压缩骨折,局部后凸畸形伴脊髓受压囊变

图 9-25 MRI 提示,骨折上段胸髓内空洞形成

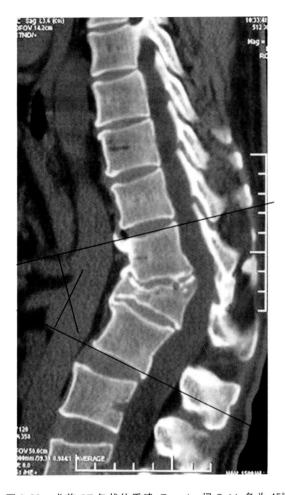

图 9-26　术前 CT 矢状位重建，T$_{12}$～L$_2$ 间 Cobb 角为 45°

【手术】　患者走路不稳及大小便功能障碍主要是由于原发外伤所引起，近来出现的症状进行性加重与后凸造成的脑脊液循环障碍，继发脊髓空洞有关。因此，手术主要进行矫形，改善脑脊液循环，然后观察空洞及症状变化。必要时再行空洞分流手术。见图 10-27 至图 10-32。

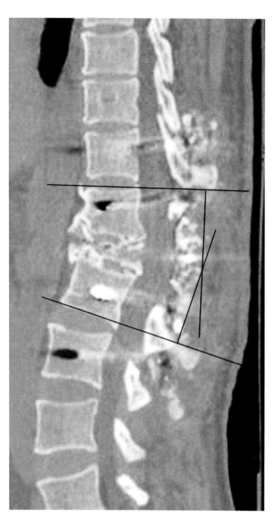

图 9-27 后路经椎弓根截骨矫形术后 CT 矢状位重建,脊柱后凸矫形满意,$T_{12}$ ～ $L_2$ 间 Cobb 角为 10°

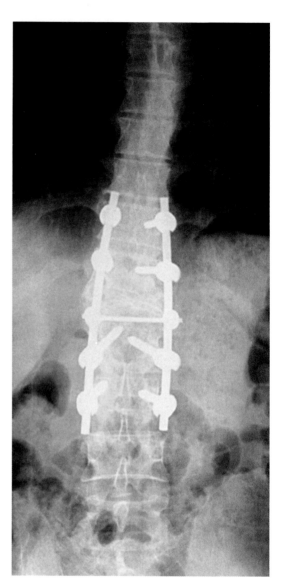

图 9-28 术后正位 X 线片显示,螺钉位置良好

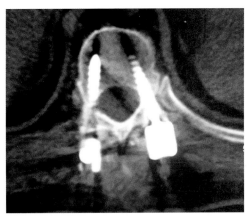

图 9-30　CT 显示，$T_{11}$ 两侧椎弓根螺钉位置满意

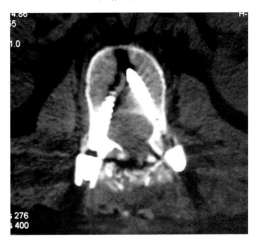

图 9-31　CT 显示，$L_2$ 两侧椎弓根细小，右侧螺钉突破椎弓根内侧皮质，但在可接受范围内

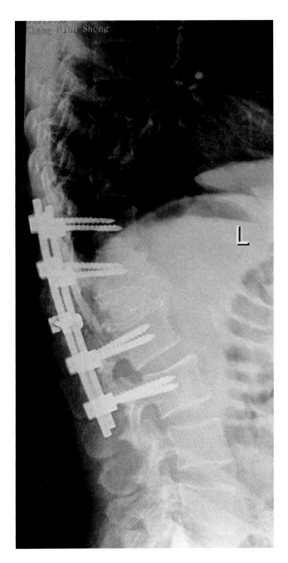

图 9-29　术后侧位 X 线片显示，螺钉位置良好，后凸矫形满意

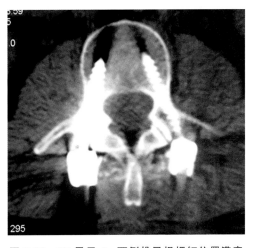

图 9-32　CT 显示，$L_3$ 两侧椎弓根螺钉位置满意

**病例 3**

- 女性,29 岁。
- 进行性腰痛 4 年,加重伴双下肢无力 3 个月。
- 诊断:神经节细胞瘤($T_{11}$~$L_3$),见图 9-33 至图 9-38。

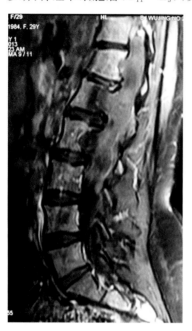

图 9-33 矢状位 MRI 提示,$T_{11}$~$L_3$ 椎管内占位,均匀增强,椎体严重破坏

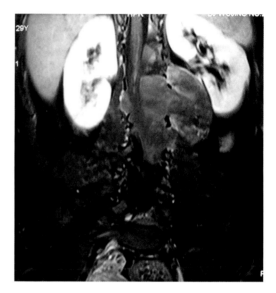

图 9-34 冠状位 MRI 提示,肿瘤椎管内外沟通,椎管内硬膜囊被推压移位,椎管外肾被推压

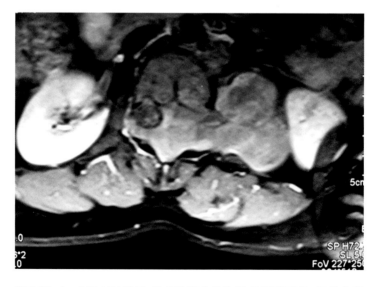

图 9-35 $L_1$ 水平 MRI 提示,肿瘤椎管内外沟通,硬膜囊移位,但没有明显变形

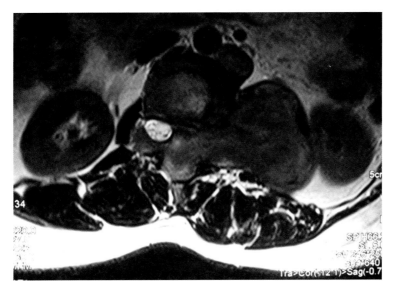

图 9-36　$L_2$ 水平 MRI 提示,肿瘤椎管内外沟通,椎管内硬膜囊移位,但没有变形

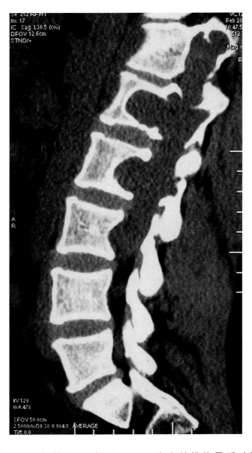

图 9-37　矢状位 CT 提示,$L_1$,$L_2$ 为主的椎体骨质破坏

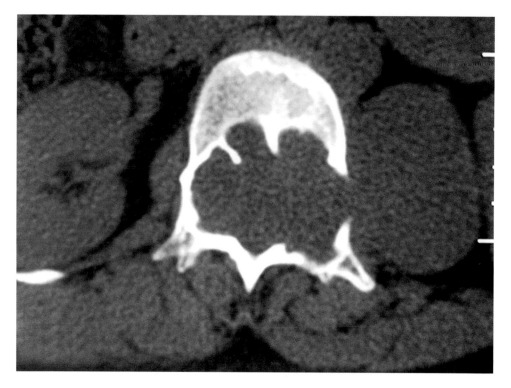

图 9-38　轴位 CT 提示，$L_1$ 椎体、两侧椎弓根及椎板骨质严重破坏

【手术】

• 后正中入路，肿瘤分块切除。椎管内部分完全位于硬膜外，$L_1$，$L_2$ 及 $L_3$ 神经根均受累；椎管外部分，肿瘤分块切除，与腹膜没有粘连，基底起于腰丛神经节。

• 肿瘤切除后 $T_{10}$～$L_5$ 椎弓根内固定，由于 $L_1$，$L_2$ 及 $L_3$ 椎弓根破坏严重，不足以置入椎弓根螺钉，因此，跨节段固定。骨质破坏的残腔以自体骨填充。

见图 9-39 至图 9-42。

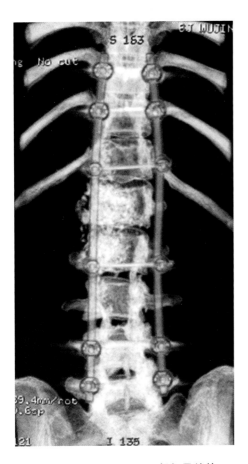

图 9-39　术后三维 CT 显示,螺钉及钛棒

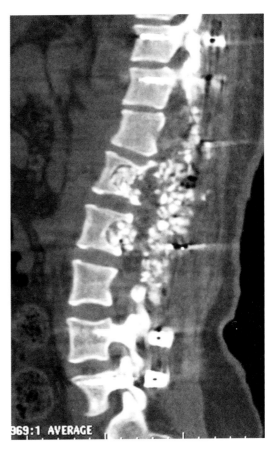

图 9-40　CT 矢状位显示,骨质破坏区以自体骨颗粒填充。同时显示 $T_{10}$ ,$T_{11}$ 及 $L_4$、$L_5$ 椎弓根螺钉位置良好

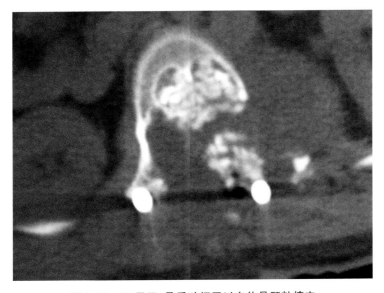

图 9-41　CT 显示,骨质破坏区以自体骨颗粒填充

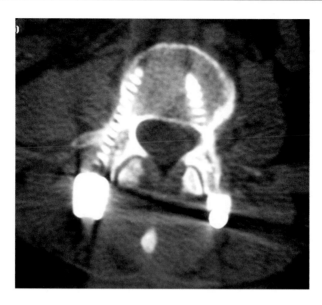

图 9-42 肿瘤引起椎弓根破坏狭小,因此,螺钉植入时应特别小心

**病例 4**

- 男性,40 岁。
- 腰骶伴右下肢放射性疼痛,进行性加重。
- MRI 提示,$S_1$ 水平病变。CT 检查提示 $S_1$ 骨性破坏。

见图 9-43 至图 9-45。

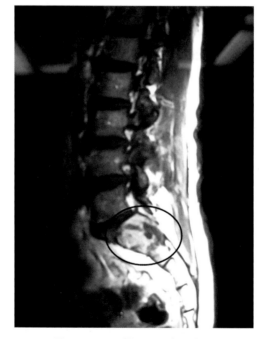

图 9-43 MRI 提示,$S_1$ 水平占位

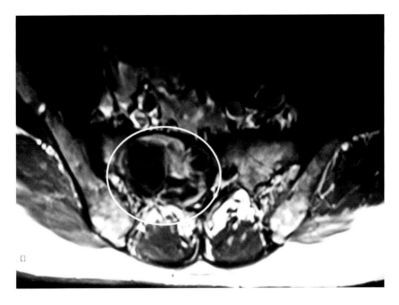

图 9-44  MRI 提示,$S_1$ 水平占位

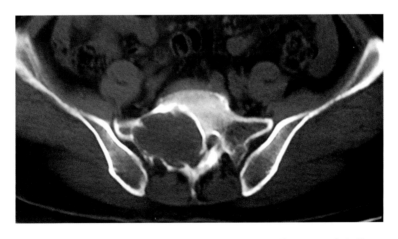

图 9-45  CT 提示,$S_1$ 水平骨质破坏,右侧骶髂关节受累,但尚完整

【手术】

- 后正中入路,经左侧骶后孔切除椎板,侧方至骶髂关节,肿瘤起于 $S_1$ 神经根,分块全切。
- 双侧 $L_5$,左侧 $S_1$ 及双侧髂骨螺钉固定(图 9-46,图 9-47)。

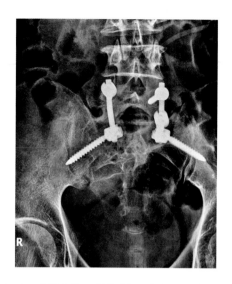

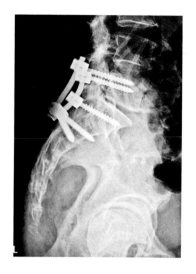

图 9-46　术后正位 X 线片提示:螺钉位置良好。考虑到手术主要影响到一侧骶髂关节,且关节不完全破坏,因此,没有选择特别长的髂骨螺钉

图 9-47　侧位 X 线片显示,L$_5$、S$_1$及髂骨螺钉位置

**病例 5**

- 女性,62 岁。
- 间歇性跛行(200m)6 个月。
- 诊断:L$_{4\sim5}$ 不稳伴椎管狭窄(图 9-48 至图 9-51)。

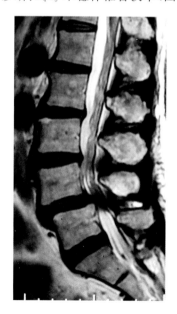

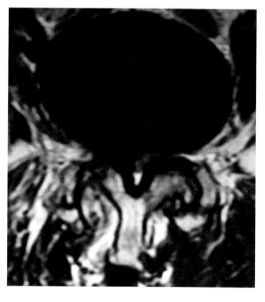

图 9-48　MRI 显示,L$_{4\sim5}$ 水平 I 度滑脱,伴局部椎管狭窄

图 9-49　轴位 MRI 显示,L$_{4\sim5}$ 椎间盘水平椎管狭窄,右侧为重,椎间孔狭窄严重

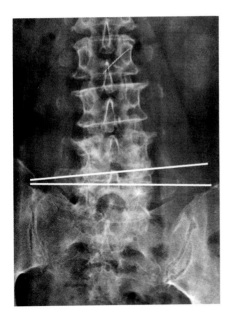

图 9-50　正位 X 线片提示,L$_{4\sim5}$ 间轻度退变性侧凸

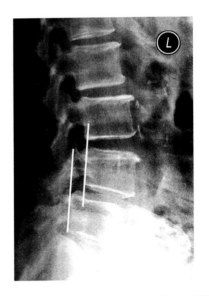

图 9-51　侧位 X 线片提示,L$_{4\sim5}$ 间 I 度滑脱

**【手术】**

· 微创经椎间孔减压及椎体间融合(tranforaminal lumbar interbody fusion,TLIF),同时行经皮螺钉内固定。

· 首先行右侧 L$_4$ 下关节突切除开放 L$_{4\sim5}$ 椎间孔,显露并切除 L$_{4\sim5}$ 椎间盘后,椎体间(Cage)植骨融合;然后,利用经皮螺钉行 L$_{4\sim5}$ 固定。

见图 9-52 至图 9-55。

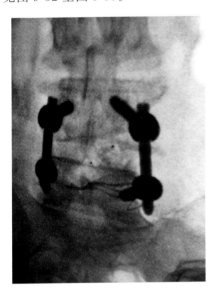

图 9-52　术后正位 X 线片提示,螺钉位置良好,
　　　　　L$_{4\sim5}$ 间侧凸矫正满意

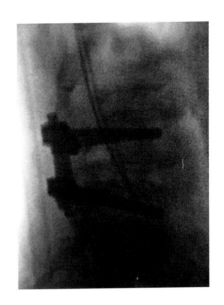

图 9-53　术后侧位 X 线片提示,螺钉位置良好,
　　　　　L$_{4\sim5}$ 间滑脱矫正满意

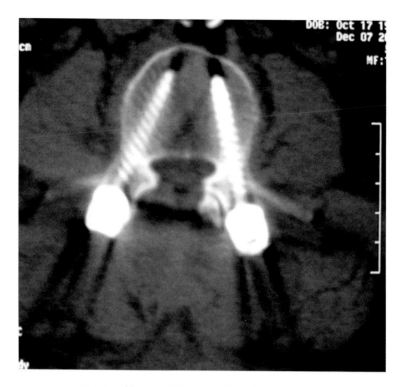

图 9-54　术后 CT 显示,$L_4$ 双侧椎弓根螺钉位置满意

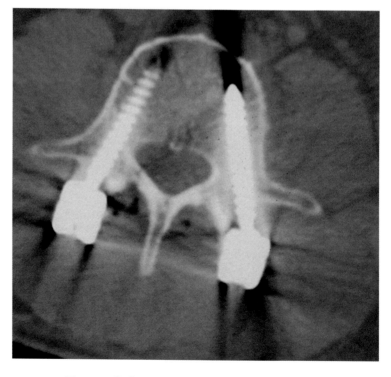

图 9-55　术后 CT 显示,$L_5$ 双侧椎弓根螺钉位置满意

**病例 6**

- 女性,65 岁。
- 腰痛伴间歇性跛行 2 年。
- 诊断:腰椎管狭窄($L_{3\sim4}$、$L_{4\sim5}$)伴椎体间不稳(图 9-56,图 9-57)。

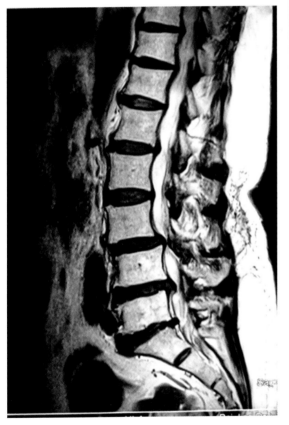

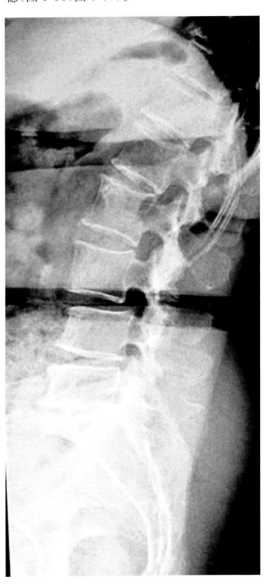

图 9-56　MRI 提示,以 $L_{3\sim4}$、$L_{4\sim5}$ 椎间盘平面为主的椎管狭窄,$L_{3\sim4}$ 椎体间对位对线欠佳

图 9-57　侧位 X 线片提示,$L_{3\sim4}$ 椎体间对位对线欠佳

【手术】　采用微创 TLIF 技术,$L_{3\sim4}$、$L_{4\sim5}$ 椎间盘切除及经皮螺钉内固定(图 9-58,图 9-59)。

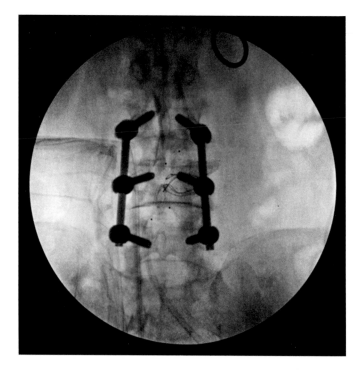

图 9-58　术中正位 X 线提示,螺钉位置满意,各椎体节段间对位对
　　　　线良好

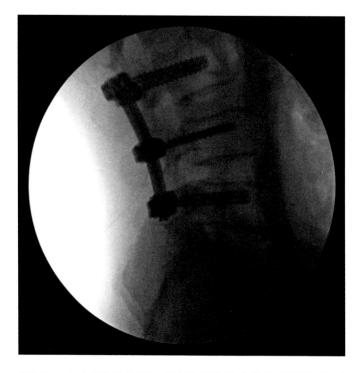

图 9-59　术中侧位 X 线提示,螺钉位置满意,各椎体节段间对位对
　　　　线良好

**病例 7**

- 女性,55 岁。
- 进行性左臀部及左下肢疼痛 4 年。
- 诊断:$L_{4\sim5}$ 滑脱,$L_4$ 峡部裂。

见图 9-60 至图 9-66。

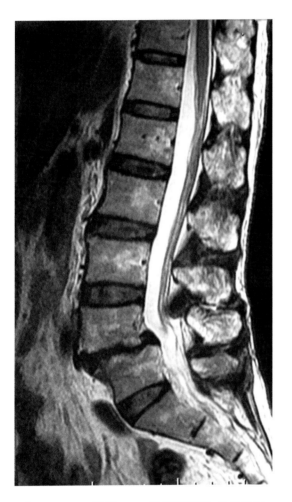

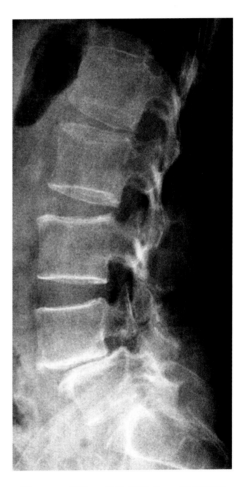

图 9-60  MRI 提示,$L_{4\sim5}$ 椎间隙变窄,椎体间对位对线不良

图 9-61  侧位 X 线片提示,$L_{4\sim5}$ 椎间隙变窄,椎体间对位对线不良

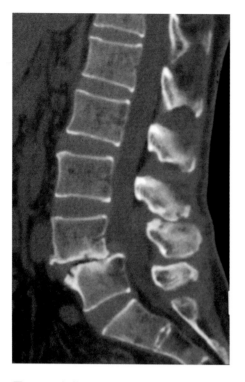

图 9-62 矢状位 CT 提示,$L_{4\sim5}$ 椎间隙变窄,椎体间对位对线不良

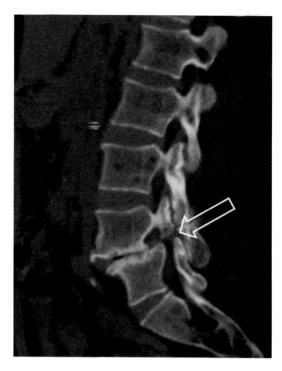

图 9-63 矢状位 CT 提示,$L_4$ 椎弓根峡部裂,$L_{4\sim5}$ 椎体滑脱

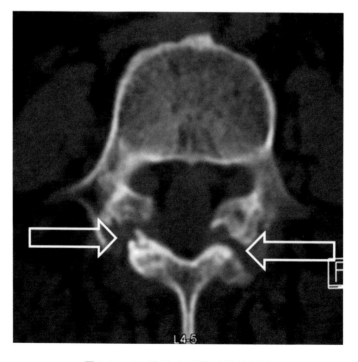

图 9-64 CT 显示,双侧椎弓根峡部裂

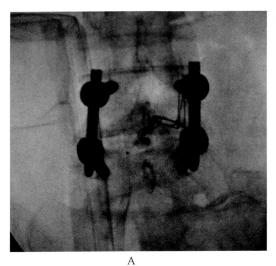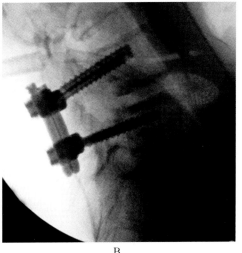

A          B

图 9-65 术后正侧位 X 线片提示,螺钉位置良好,椎体间复位满意

A. 正位;B. 侧位

## 附 9-1:腰椎皮质骨钉道(CBT)螺钉

### (一)CBT 螺钉概述

- 2009 年,Santoni 等提出皮质骨钉道(cortical bone trajectory,CBT)螺钉内固定技术。
- 使用小直径、密螺纹的皮质骨螺钉,钉道由椎弓根的内下斜向外上,几乎全程走行于皮质骨内,螺钉-骨质界面把持力高、强度大,尤其适合于骨量减少甚至骨质疏松的患者。图 9-66 为 CBT 螺钉与传统椎弓根螺钉钉道对比示意图。

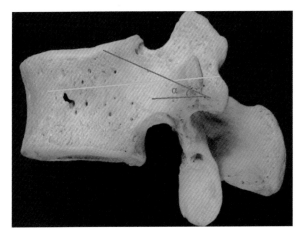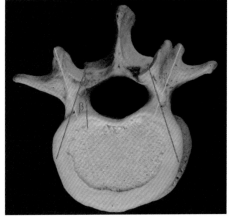

图 9-66 CBT 螺钉与传统椎弓根螺钉钉道对比示意图(红色-CBT 螺钉,绿色-椎弓根螺钉)

### (二)CBT 螺钉技术特点

1. 固定牢靠　CBT 螺钉螺纹排列紧密,钉道几乎全程走行于皮质骨内,螺钉-骨质界面强度显著增加。尽管 CBT 螺钉直径小、长度短,尸体生物力学试验表明其轴向抗拔出力较传统椎弓根螺钉可增加30%,垂直于螺钉的抗松动力(Toggle 试验)较椎弓根螺钉亦无显著差异。在固定的扭矩下,2 种螺钉构建的内固定系统(2 节段、4 钉 2 棒)的活动范围无显著差异,CBT 螺钉内固定系统在疲劳试验中的表现甚至优于椎弓根螺钉内固定系统。

2. 手术创伤小　CBT 螺钉的进钉点位于传统椎弓根螺钉进钉点的内下方,更内下的进钉点使手术切口更小,术中对解剖结构的显露范围及对软组织的分离、干扰也更少,出血轻微,手术切口愈合快。

3. 并发症少　CBT 钉道与脊髓、神经根距离更远,不易损伤神经。

### (三)CBT 螺钉置钉方法

• Matsukawa 等对 100 例成年患者腰椎 CT 扫描图像进行了三维重建,分析 CBT 螺钉的直径、长度、进钉角度等,见表9-1。

表 9-1　螺钉头倾角、侧倾角、长度

| 节段 | $L_1$ | $L_2$ | $L_3$ | $L_4$ | $L_5$ |
|---|---|---|---|---|---|
| 头倾角(°) | 26.2 ± 4.5 | 25.5 ±4.5 | 26.2 ± 4.9 | 26.0 ± 4.4 | 25.8 ± 4.8 |
| 侧倾角(°) | 8.6 ± 2.3 | 8.5 ± 2.4 | 9.1 ±2.4 | 9.1 ± 2.3 | 8.8 ± 2.1 |
| 螺钉长度(mm) | 36.8 ± 3.2 | 38.2 ±3.0 | 39.3 ± 3.3 | 39.8 ± 3.5 | 38.3 ± 3.9 |

• CBT 螺钉进钉点位于上关节突中垂线与横突下缘下 1 mm 的交点处,见图9-67。

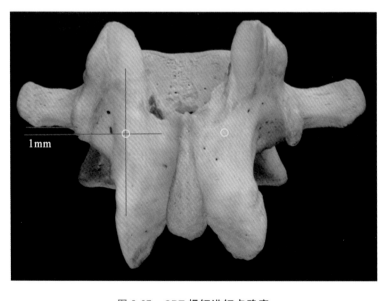

图 9-67　CBT 螺钉进钉点确定

### (四)CBT 螺钉置钉方法

- 螺钉头倾角、侧倾角自 $L_1 \sim L_5$ 则无明显区别,见图 9-68。
- $L_3$ 和 $L_4$ 螺钉长度最长。

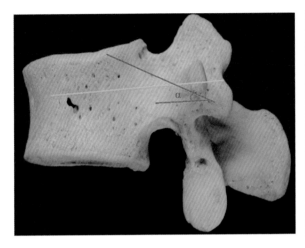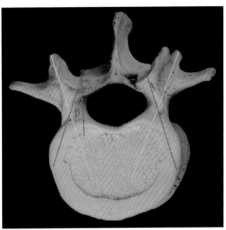

图 9-68　CBT 螺钉植入的头倾角与侧倾角示意图(α-头倾角,β-侧倾角)

### *CBT 螺钉内固定典型病例(1)*

见图 9-69,图 9-70。

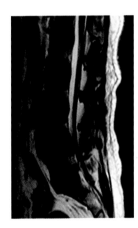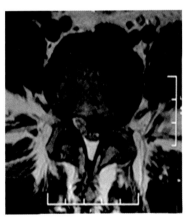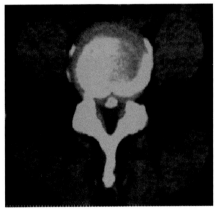

图 9-69　$L_{4/5}$ 椎间盘突出、腰椎管狭窄(中央型+侧隐窝Ⅱ度狭窄),CT 示突出椎间盘已钙化

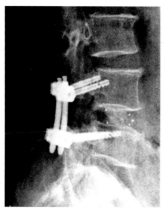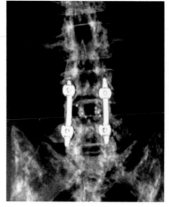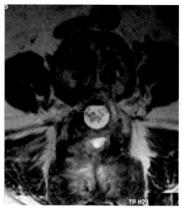

图 9-70　PLIF＋CBT 螺钉内固定术后

### CBT 螺钉内固定典型病例(2)

见图 9-71,图 9-72。

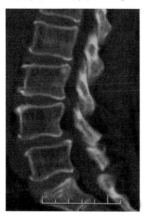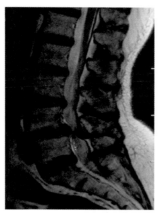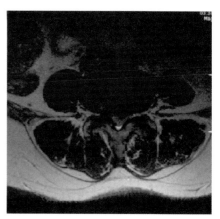

图 9-71　$L_4/L_5$ 腰椎滑脱,腰椎管狭窄(中央型 Ⅱ 度狭窄)

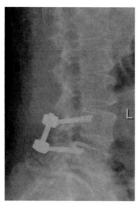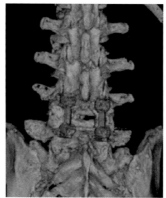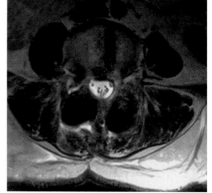

图 9-72　PLIF＋CBT 螺钉内固定术后

### 附 9-2：合并椎管内病变的脊柱畸形

传统上认为，合并椎管内病变或脊髓病变的脊柱畸形，应该首先处理椎管内病变，然后二期再行脊柱矫形，以免由于脊柱矫形过程中对脊髓造成不良影响。近来有文献指出，合并椎管内病变的脊柱畸形，在合理处理椎管内病变后，一期脊柱矫形并不会增加手术风险。

需要指出的是，脊柱畸形患者，尤其合并椎管内病变的患者，椎弓根的大小、方向都有可能出现较大的变化，给螺钉植入造成一定的困难。

**病例 1**

- 13 岁，男性。

椎管内占位，脊髓栓系。查体：右腿长度 98cm，左腿 103cm。多处牛奶咖啡斑。

- 诊断：脊柱侧弯，脂肪瘤，神经纤维瘤病，脊髓栓系。
- 治疗：椎管内脂肪瘤切除，神经纤维瘤切除，脊髓栓系松解，脊柱侧弯矫形。

（见图 9-73 至图 9-80）。

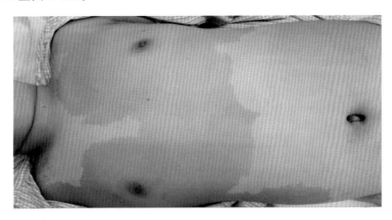

**图 9-73　全身可见牛奶咖啡斑**

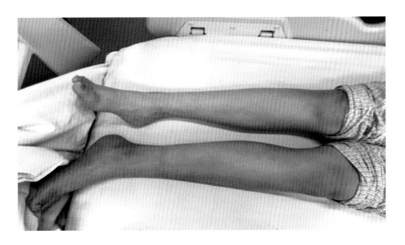

**图 9-74　双下肢不等长**

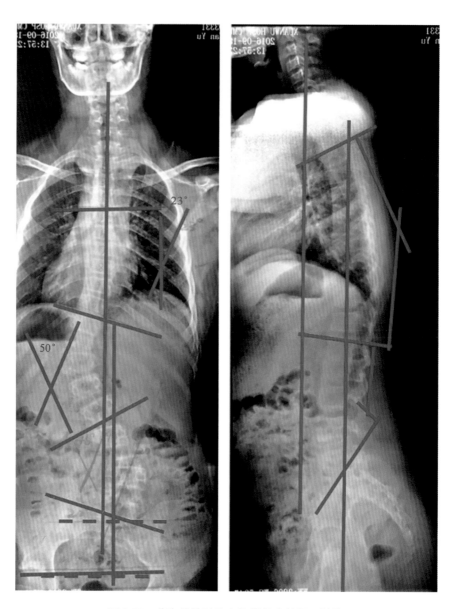

图 9-75　首次就诊时站立位脊柱全长相正侧位

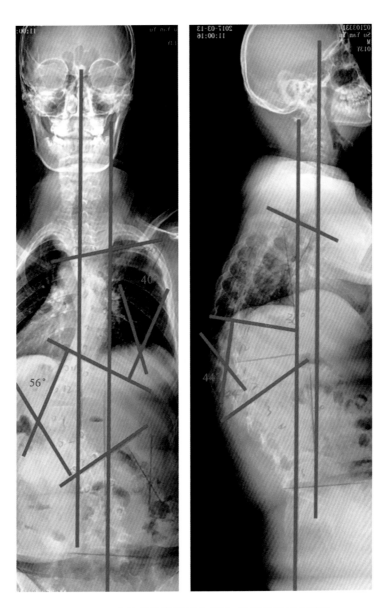

图 9-76　6 个月后随诊见侧弯进展,局部出现后凸畸形

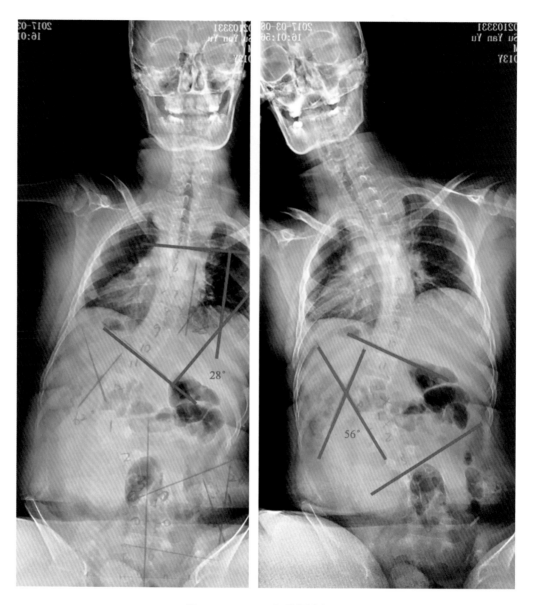

图 9-77 Bending 相胸腰弯僵硬

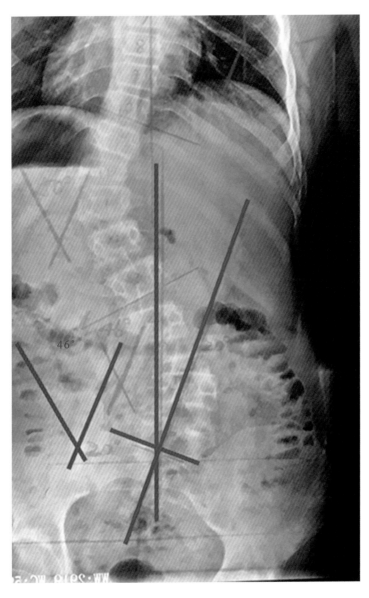

图 9-78　双下肢不等长,骨盆倾斜

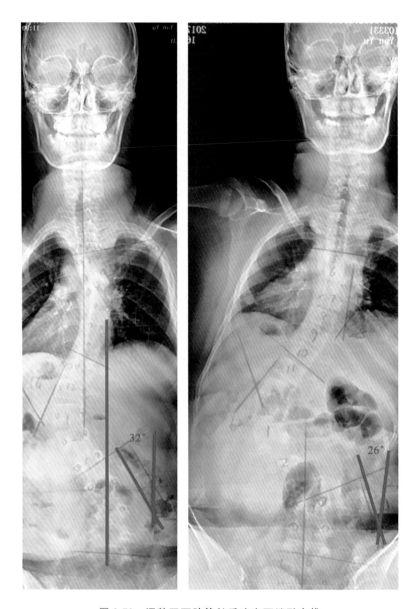

图 9-79　调整双下肢等长后确定下端融合椎

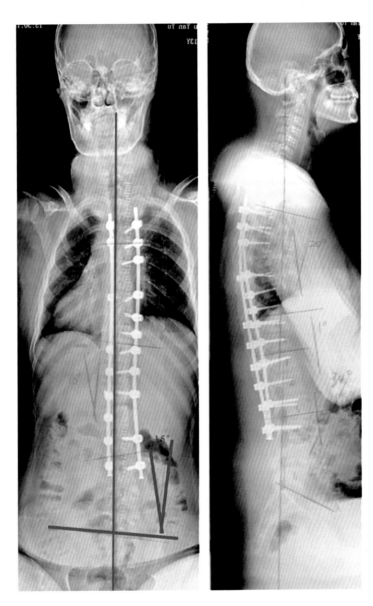

图 9-80　**矫形后复查**

**病例 2**

- 23 岁男性。
- 双下肢力量进行性下降 3 年,全身多处牛奶咖啡斑。
- 诊断:脊柱侧弯,节细胞胶质瘤,神经纤维瘤病,脊髓栓系,脊髓空洞。
- 治疗:椎管内病变切除,脊髓栓系松解,侧弯矫形。

见图 9-81 至图 9-84。

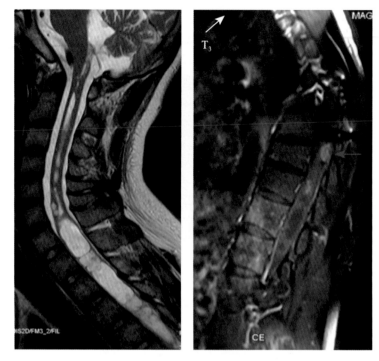

图 9-81　MRI 见脊髓空洞,胸椎管内占位

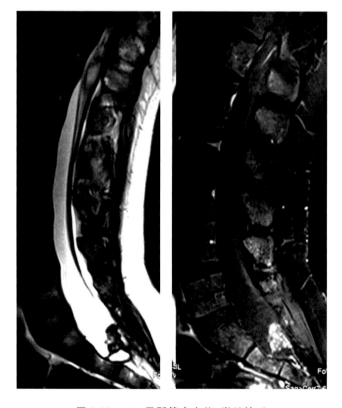

图 9-82　MRI 见骶管内占位,脊髓栓系

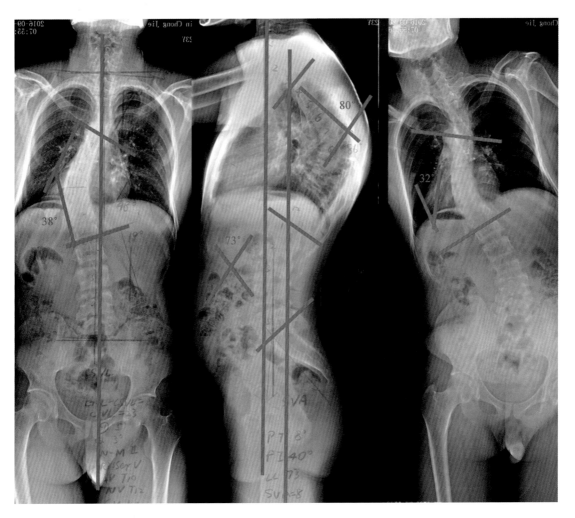

图 9-83　脊柱侧弯,后凸畸形,Bending 相提示胸弯僵硬

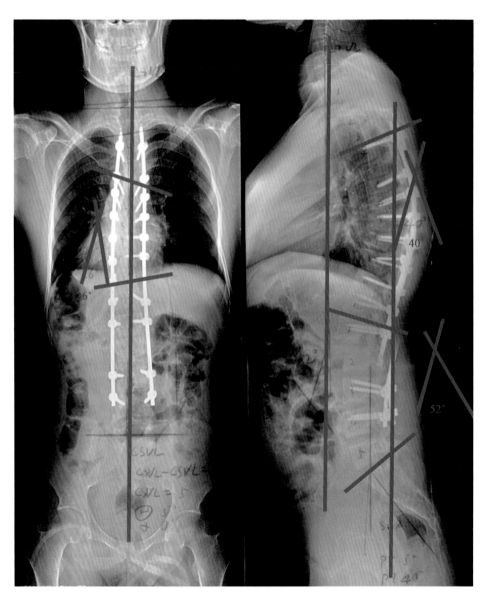

图 9-84  术后脊柱全长正侧位,侧弯及后凸畸形纠正满意

- 17岁,男性。
- 双下肢无力10年,加重伴大小便异常。
- 诊断:脊柱侧弯,脊髓栓系。
- 治疗:脊髓栓系松解,脊柱侧弯矫形。

见图9-85至图9-89。

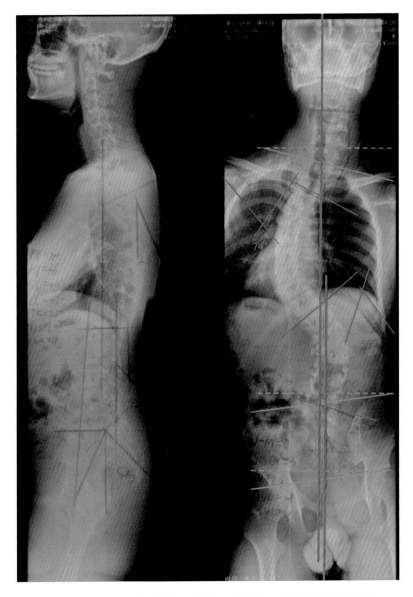

图 9-85　站立位脊柱全长相正侧位示脊柱侧弯,伴有骨盆倾斜旋转

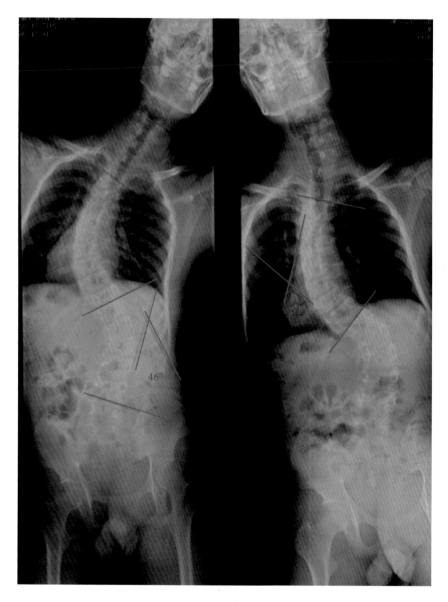

图 9-86　Bending 相示侧弯僵硬

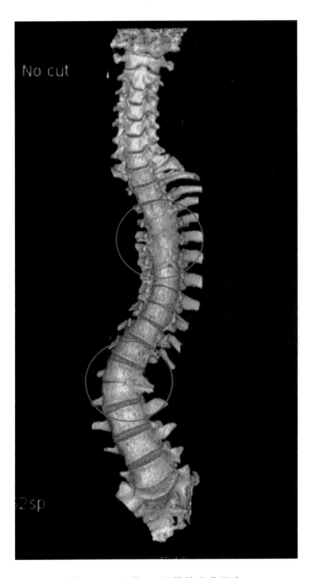

图 9-87　三维 CT 示椎体分节不良

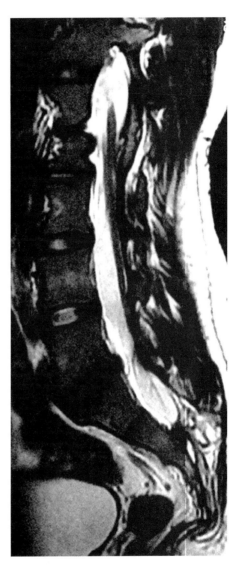

图 9-88　MRI 示脊髓拴系

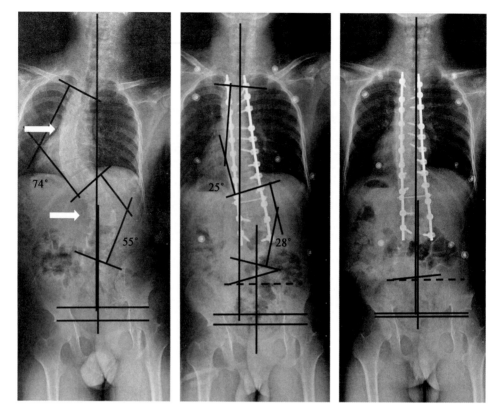

图 9-89　通过截骨松解脊柱,术后通过鞋垫调整双下肢长度,获得满意的矫形效果。侧凸矫形满意

## 附 9-3:脊柱退变性畸形矫形技术(TLIF 及 OLIF 技术)

**(一)腰椎退变性畸形**

• 退变性侧凸:正位 X 线片 Cobb 角＞10°,往往伴有腰骶小弯(fractional curve)。侧凸角度每年进展 1°～6°,平均 3°。与年龄性别无关。影响进展因素包括:Cobb 角＞30°,侧方移位＞6mm,髂后上棘连线经过 $L_5$ 等。

• 脊柱矢状位失衡:可分为Ⅰ型:局部失衡,腰椎变直或后凸;Ⅱ型:全脊柱失衡。矢状位同时合并冠状位失衡时,可进一步分为 A 型:肩和骨盆向相反方向偏斜;B 型:肩和骨盆向相同方向偏斜。

**(二)退变性畸形治疗目的**

• 与其他类型的脊柱畸形治疗目的不同,退变性脊柱畸形治疗的目的主要是改善神经受压及脊柱失衡引起的疼痛及功能障碍等症状。因此,在充分减压的基础上,有效改善脊柱平衡是缓解症状的基础。

• 在手术方式的选择上,既可以采用多节段后路矫形,也可以采用腹膜后斜外侧入路椎体间融合矫形(oblique lumbar interbody fusion,OLIF)技术。有研究指出,OLIF 技术矫形能力更强,在处理退变椎间隙的同时还可以恢复脊柱矢状位序列,尤其合并椎体旋转时的情况固定融合节段较后方入路短。

- 需要指出的是,许多情况下,由于椎体旋转,椎弓根方向随之变化,螺钉植入时应考虑到这一因素。

### (三)选择固定范围的一般原则

- 远端中止在下端接触椎,不要止于有旋转的椎体。
- 避免止于生理性胸椎后凸部位、但存在较大争议。
- 可以止于 $L_5$,但有以下情况时,应融合 $L_5 \sim S_1$:

    存在腰骶小弯且冠状位失平衡。

    严重椎间盘退变。

    $L_5 \sim S_1$ 滑脱不稳。

    长节段固定时,下端应考虑固定至髂骨或行 $L_5 \sim S_1$ ALIF,不能中止在 $S_1$。

- 相关检查见图 9-90 至图 9-92。

**病例 4**

### (一)TLIF+矫形

- 女性,68 岁。
- 双下肢疼痛麻木 2 年,加重伴腰痛 1 年。
- 诊断:腰椎间盘突出($L_1 \sim S_1$),退变性腰椎侧弯。

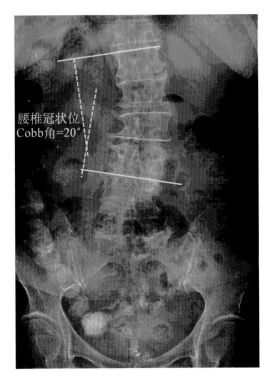

图 9-90　腰椎正位 X 线,提示腰椎退变畸形,
　　　　 $L_1 \sim L_4$ Cobb 角=20°

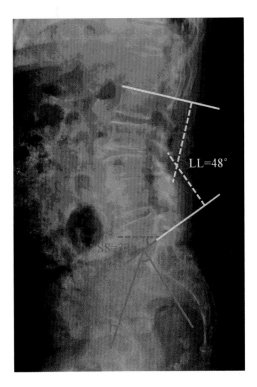

图 9-91　腰椎侧位 X 线,腰椎后凸角度 LL=48°

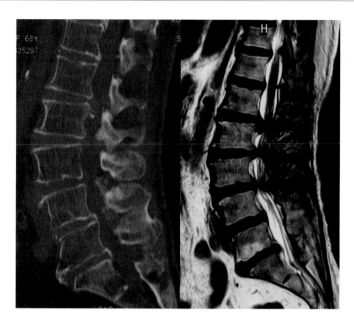

图 9-92　术前 CT 提示腰椎退变;MRI 提示多节段腰椎管狭窄

**(二)手术方式**

- 采用 TLIF 进行后方减压及内固定。
- 在 $L_1$～$L_5$ 节段双侧植入椎弓根螺钉,侧弯矫形后行内固定。
- 放置合适高度的 Cage 以恢复椎间高度并进行椎间融合。术后检查见图 9-93 至图 9-95。

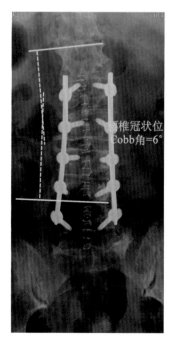

图 9-93　术后正位 X 线提示矫形良好,螺钉位置良好

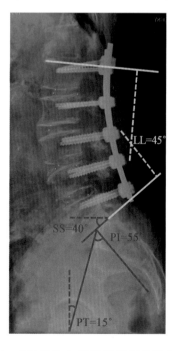

图 9-94　术后侧位 X 线提示螺钉位置良好,腰椎后凸角度良好

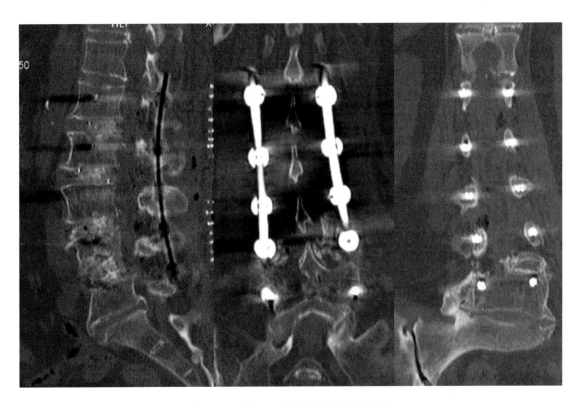

图 9-95　术后 CT 重建提示螺钉位置良好

**病例 5**

(一)OLIF＋侧方螺钉固定

- 女,78 岁。
- 左侧腰背部疼痛 7 月余,伴间歇性跛行。
- 诊断:腰椎退变性侧弯,腰椎管狭窄,腰椎滑脱,见图 9-96～图 9-98。

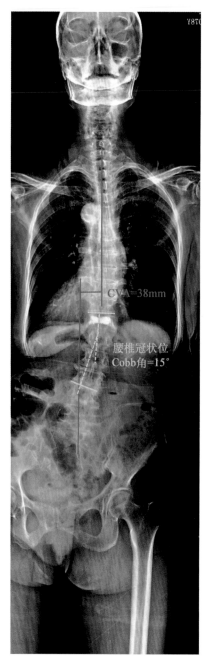

图 9-96　术前正位全长片

腰椎退变畸形，$T_{11} \sim L_2$ Cobb 角 15°，

CVA＝38mm 存在冠状位脊柱失衡

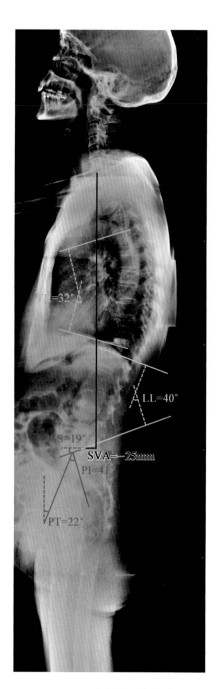

图 9-97　术前侧位全长片

PI＝41°，PT＝22°，SS＝19°，CC＝

40°，TK＝32°，SVA＝25mm

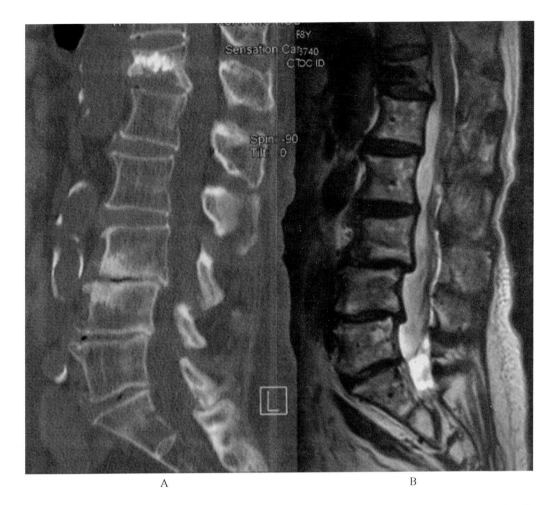

A             B

图 9-98   A. 术前正中矢状位 CT 可见椎间高度丢失，Ⅰ度腰椎滑脱。T$_{12}$ 椎体正形术后；B. 术前腰椎
       MRI，可见椎管狭窄

**(二) 手术方式**

• 采用斜侧方入路腰椎融合术 (OLIF) 处理退变椎间隙以恢复椎间隙高度与腰椎冠状位序列，
纠正腰椎滑脱，见图 9-99～图 9-101。

• 术中同时进行 L$_2$～L$_5$ 侧方固定矫形。

• 此外，由于患者存在严重骨质疏松，术中于 L$_3$、L$_4$ 注射骨水泥，见图 9-102。

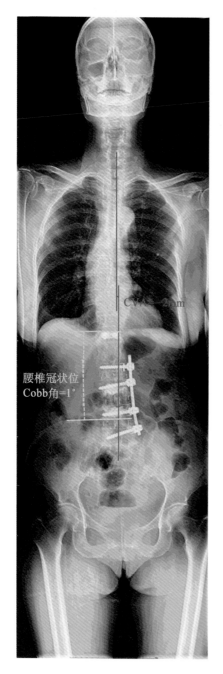

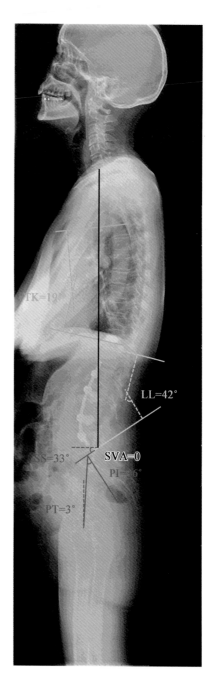

图 9-99　术后正位全长片

冠状位 Cobb 角 = 1°，CVA = −2mm，冠状位侧凸畸形及脊柱失平衡均得到了纠正

图 9-100　术后侧位全长片

PI = 36°，PT = 3°，SS = 33°，LL = 42°、TK = 19°，SVA = 0，术后矢状位序列更佳

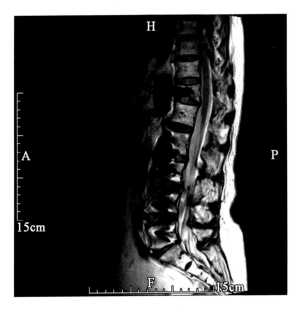

图 9-101　术后腰椎椎间高度恢复,椎管减压良好

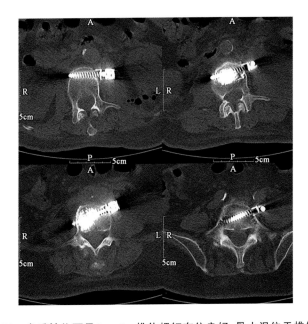

图 9-102　术后轴位可见 $L_2 \sim L_5$ 椎体螺钉在位良好,骨水泥位于椎体中心

**病例 6**

(一)OLIF＋后方螺钉固定

- 女,64 岁。
- 间断性腰部疼痛 8 年,加重伴间歇性跛行及左下肢麻木 1 个月余。
- 诊断:腰椎退变性侧弯,腰椎管狭窄,腰椎间盘突出,见图 9-103～图 9-106。

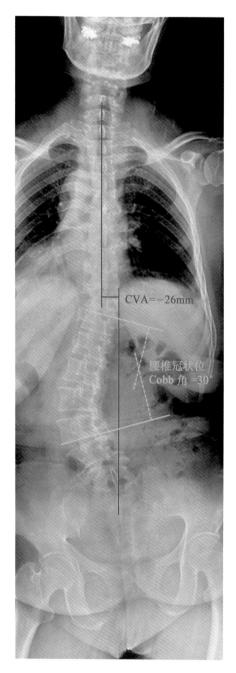

图 9-103 术前正位全长片

腰椎退变畸形，Cobb 角 = 30°，CVA =
−26mm，存在冠状位脊柱失衡

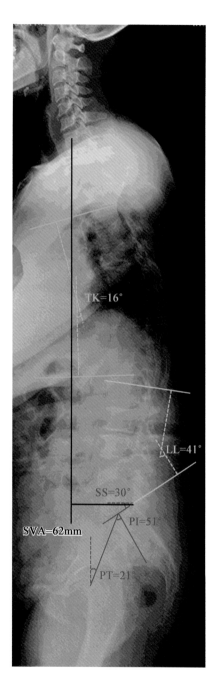

图 9-104 术前侧位全长片

PI = 51°，PT = 21°，SS = 30°，LL =
41°，TK = 16°，SVA = 62mm，存在脊柱
矢状位失衡

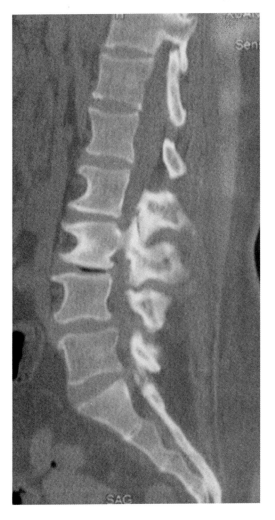

图 9-105　术前正中矢状位 CT 提示椎管狭窄

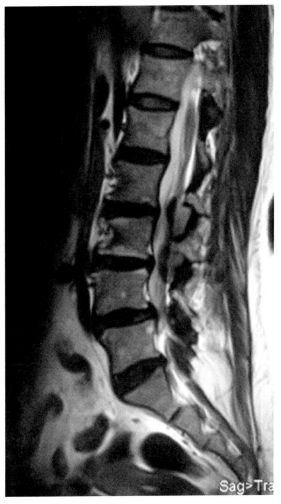

图 9-106　术前腰椎 MRI

可见腰椎间盘突出，部分节段黄韧带增生，腰椎管狭窄

### (二)手术方式

- 采用 OLIF 以充分恢复椎间隙高度与腰椎曲度,见图 9-107～图 9-109。
- 完成 OLIF 后将患者翻身取俯卧位,在 O 臂及脊柱导航系统帮助下,分别于双侧 $T_{12}$～$L_5$ 椎弓根经皮植入螺钉。
- 完成后路内固定及矫形。

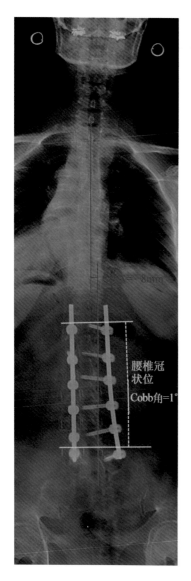

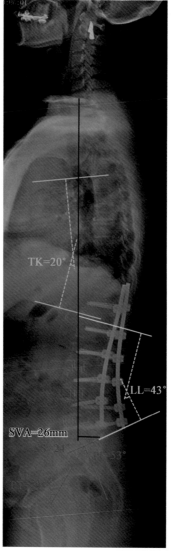

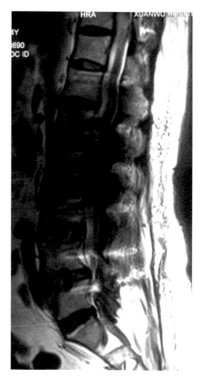

图 9-107　术后正位全长片

冠状位 Cobb 角＝1°，CVA＝－8mm，手术部分纠正了侧凸畸形与冠状位失衡

图 9-108　术后侧位全长片

PI＝53°，PT＝29°，LL＝43°，TK＝20°，SVA＝26mm，矢状位失衡得到改善

图 9-109　术后腰椎 MRI

可见腰椎间隙高度恢复，椎管减压良好

# 第 10 章

# 脊柱创伤

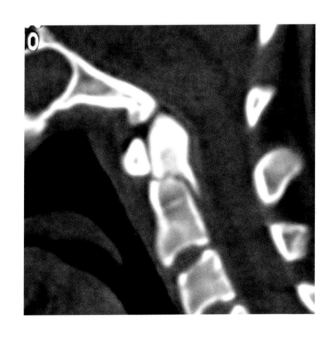

脊柱创伤比较常见,占全身骨折的 5％～6％,颈、胸、腰段的创伤各有特点,其中胸腰段脊柱骨折最多见,而颈段创伤时合并脊髓创伤所占比例最高,致残率也最高。

创伤的复杂性决定了评估体系的复杂性,我们可以把不同的评估标准做大致的归类,分型分类标准一方面是为了医生之间便于交流;另一方面,分级和评分系统则为医生选择什么样的处理方式提供了有力依据。尽管在很多的评分系统中都会有模糊分值来发挥医生的主观性,但同时可以最大程度地保证处置合理性和客观性,避免仅仅根据个人的主观经验来做决定。在掌握了如此庞杂的评估标准之后,还要考虑到脊柱创伤的个体特例,有时候也不能完全按照标准来决定伤者的处理方式,如无骨折脱位型脊髓损伤,合并强直性脊柱炎、合并多发伤、跳跃性骨折等等特殊类型的创伤。

因此,对脊柱创伤既要全面掌握各类分型、评分标准,又要灵活运用,结合实际情况综合考虑,以神经减压、脊柱稳定、力线平衡为处理原则。

# 第一节　颅颈交界区创伤

## 一、枕髁骨折

- 几乎所有的枕髁骨折都可以通过外固定获得良好治疗。
- 双侧的枕髁骨折需要更坚强的外固定,如 Halo 架。
- 手术治疗适用于外伤后不稳或骨折块压迫神经组织,或同时伴有寰枕、寰枢椎损伤的患者。见图 10-1。

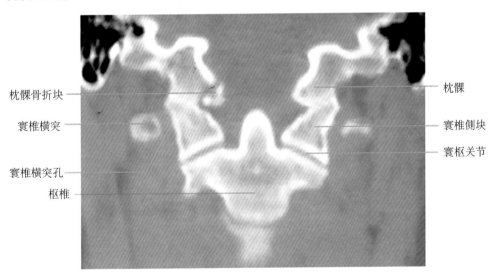

左侧标注(自上而下):枕髁骨折块　寰椎横突　寰椎横突孔　枢椎

右侧标注(自上而下):枕髁　寰椎侧块　寰枢关节

图 10-1　**枕髁游离骨折块**

## 二、寰椎骨折

• 单纯寰椎前弓或后弓以及侧块骨折,如果没有合并不稳,硬性颈托,或 Halo 架制动 8～12 周,可达到 96％的愈合。

• 前后弓联合骨折,如果不合并横韧带损伤,硬性颈托枕、枕颌支具,或 Hola 架制动 10～12 周。

• 合并横韧带损伤及不稳定的前后弓联合骨折,可以考虑外固定(Halo 架)12 周或手术融合。

• 寰枢椎不稳定的影像学诊断:张口位 X 线或冠状位 CT 上,寰椎侧块相对于枢椎移位 6～9mm,成年人寰椎齿状突间隙＞5mm,或 MRI 上显示横韧带损伤断裂。

Levine 和 Edwards 将寰椎骨折分为 3 型:后弓骨折、侧块骨折、前后弓同时骨折(Jefferson 骨折是寰椎骨折中的一种,为爆裂性骨折,骨折块分成 4 块,前后弓各有 2 处;也即只有这种前后弓各有两处骨折线的 4 部分骨折,才能诊断为 Jefferson 骨折),见图 10-2 至图 10-4。

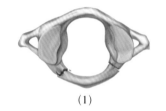 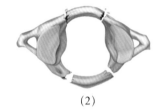 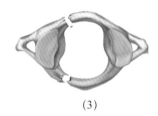

(1) (2) (3)

图 10-2

(1)后弓骨折;(2)前后弓同时骨折;(3)侧块骨折

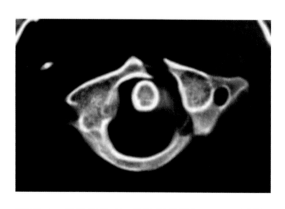

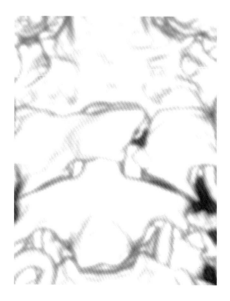

图 10-3　寰椎轴位 CT,前后弓骨折(Jefferson 骨折)　　　图 10-4　三维重建 CT 显示寰椎前弓骨折线

### 三、枢椎骨折

• 枢椎骨折分为齿状突骨折、椎体骨折及椎弓根峡部（Hangman）骨折。

• 对于椎体骨折，如果没有合并不稳定发生，可以行外固定制动；如果有严重的韧带损伤，外固定不能很好复位，应考虑手术内固定。对于枢椎椎体粉碎性骨折，应考虑到椎动脉损伤的可能。

• 齿状突骨折可进一步分为 3 种类型（图 10-5）；Ⅰ 型为齿状突尖部骨折，治疗上可以采用单纯硬性颈托制动；Ⅱ 型为齿状突基底部骨折（图 10-6），如果没有移位，可以采用硬性颈托或 Hola 架制动，必要时可以手术治疗，前路中空螺钉或后路 $C_{1\sim2}$ 固定；Ⅲ 型为齿状突骨折累及到椎体，根据是否对稳定性有影响，采用 Hola 架、硬性颈托或手术治疗。

• 对于 Hangman 骨折，首先应行颈托制动。但如果有 $C_{2\sim3}$ 椎间盘的损伤，或 $C_{2\sim3}$ 严重成角，或者外固定不能很好复位，应考虑手术内固定见图 10-7。

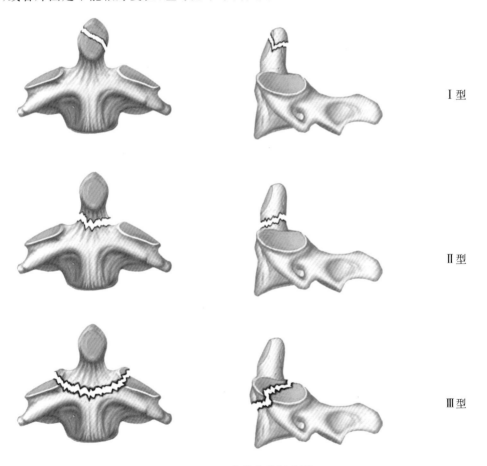

Ⅰ 型

Ⅱ 型

Ⅲ 型

图 10-5　齿状突骨折分型

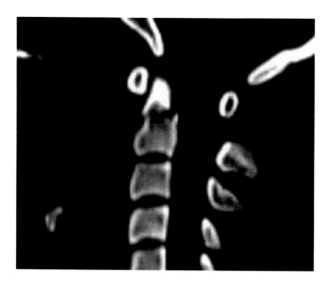

图 10-6　Ⅱ型齿状突基底部骨折

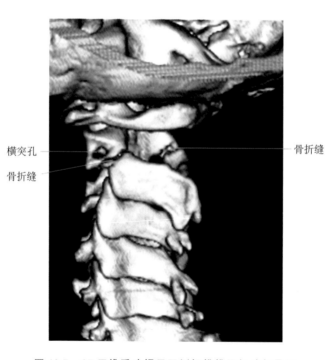

图 10-7　CT 三维重建提示双侧枢椎椎弓根峡部骨折

## 四、临床病例

**病例 1**

女性,17 岁。头颈部外伤,四肢轻瘫。

见图 10-8 至图 10-10。

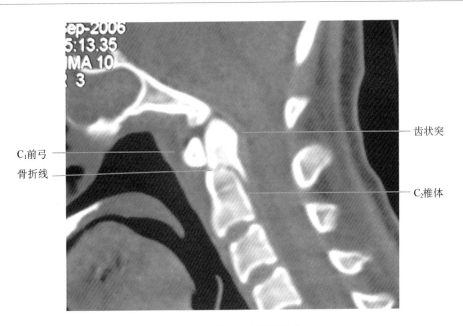

C₁前弓

骨折线

齿状突

C₂椎体

图 10-8　病例 1,头颈部外伤

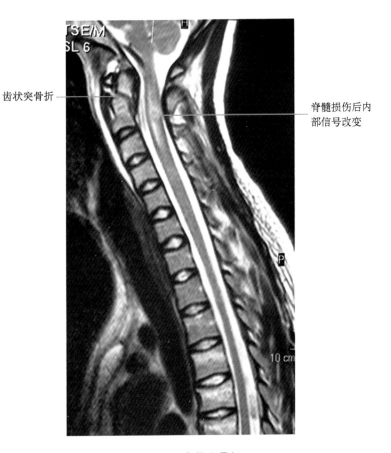

齿状突骨折

脊髓损伤后内
部信号改变

图 10-9　齿状突骨折

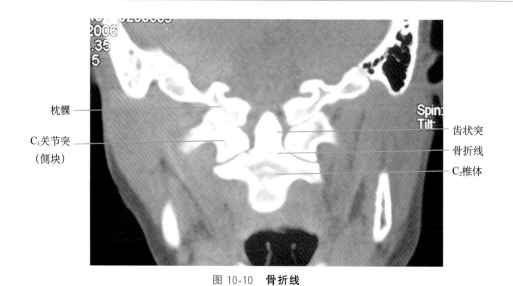

枕髁

C₁关节突
（侧块）

齿状突

骨折线

C₂椎体

图 10-10　骨折线

【手术】　前路齿状突中空螺钉固定。

前路齿状突螺钉技术手术创伤小，并且可以保留寰枢椎之间的活动。需要强调的是，应用这一技术前，需要确认横韧带的完整性没有破坏。

这一技术需在 X 线透视下确认骨折能够复位。然后在正、侧位 X 线透视下，首先穿入克氏针，确认位置满意后再钻孔攻丝，最后沿克氏针置入中空螺钉。利用同样的技术，也可以置入 2 枚螺钉，有利于更好控制骨折两端的旋转。

见图 10-11 至图 10-13。

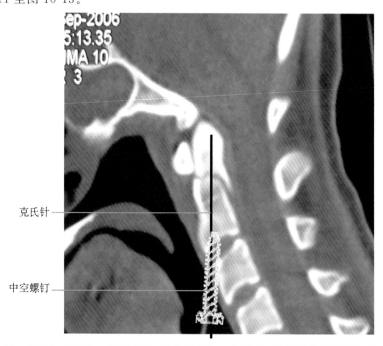

克氏针

中空螺钉

图 10-11　首先在正侧位 X 线透视下，跨骨折线打入克氏针，然后沿克氏针拧入中空螺钉

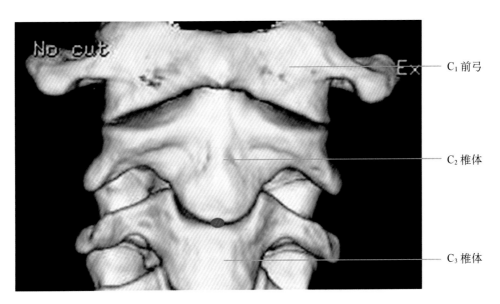

图 10-12　**进钉点:C$_2$ 椎体前缘正中(红点)**

进钉方向:指向齿状突尖部,须在正侧位 X 线连续透视下确认

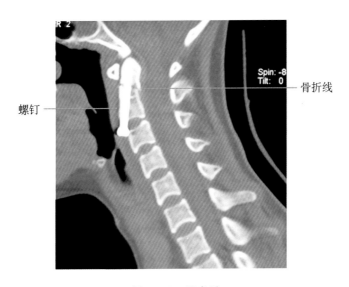

图 10-13　**手术后**

【提示】　对于不适合前路螺钉固定的患者,可以采用后路 C$_{1\sim2}$ 复位固定,待骨折愈合后再拆除螺钉(须确认横韧带完好),恢复寰枢椎之间的活动(手术技术见第 2 章)。

*病例 2*

• 男性患者,3 个月前头颈部外伤,曾有一过性呼吸困难,CT 检查诊断为 Hangman 骨折。颅骨牵引制动后症状好转。

237

- 神经系统查体无异常。
- 3个月后 CT 显示骨折缝间无骨痂生长；MRI 显示椎体间序列正常，$C_{2\sim3}$ 椎间盘完整，脊髓无压迫及损伤（图 10-14）。

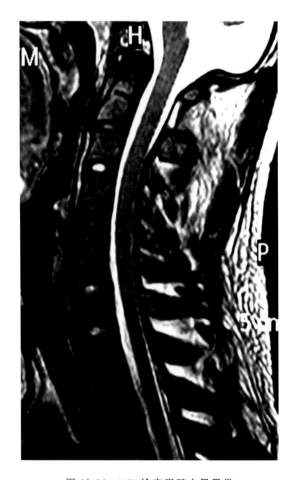

图 10-14　MRI 检查脊髓未见异常

【手术】　这一例患者没有 $C_{2\sim3}$ 椎间盘的破坏及 $C_{2\sim3}$ 的不稳，因此，行单纯的 $C_2$ 椎弓根峡部螺钉固定，加压螺钉更有利于缩小骨折缝的间隙。

见图 10-15 至图 10-18。

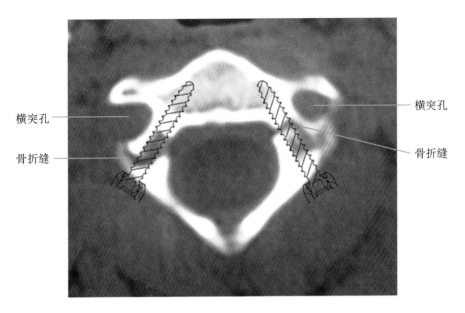

横突孔 ————

骨折缝 ————

———— 横突孔

———— 骨折缝

图 10-15 CT 提示双侧枢椎椎弓根峡部骨折,手术螺钉植入时须跨过骨折线

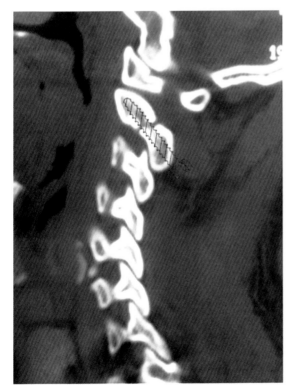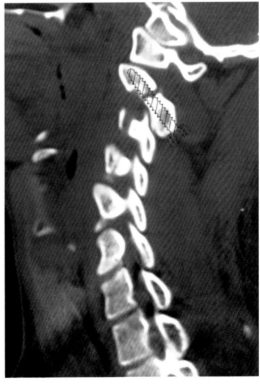

图 10-16 CT 矢状位重建,两侧螺钉须跨过骨折线

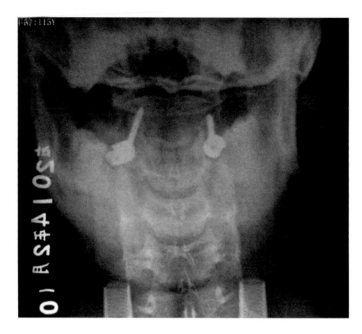

图 10-17　术后张口位 X 线显示螺钉位置良好

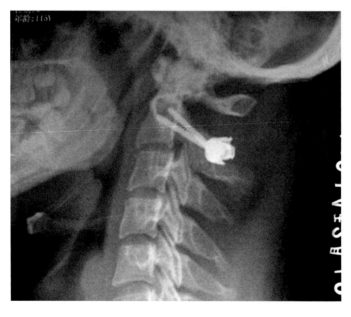

图 10-18　术后侧位 X 线显示螺钉位置良好

# 第二节　下颈椎创伤

## 一、下颈椎创伤分型

下颈椎损伤指 $C_{3\sim7}$ 损伤,是致病或致残的常见部位。下颈椎损伤发病率较上颈椎明显增多,且其发病率有着逐年增高的趋势。早期诊断治疗、恢复脊髓功能、稳定颈椎是挽救生命、减少病残的关键。

下颈椎创伤分型具有历史意义的分型主要有以下几种:①Allen-Ferguson 分型(1982);②AO 分型(1994. 骨折形态 magerl);③SLIC 评分(2007. vaccaro);④AOSpine (2015)。

### (一)Allen-Ferguson 分型(1982)

将间接暴力所致的下颈椎创伤根据创伤机制分为 6 型。按受伤时头所处的位置及所受暴力方向命名分为 6 型:①屈曲压缩型;②垂直压缩型;③牵张屈曲型;④伸展压缩型;⑤牵张伸展型;⑥侧方屈曲型。这是一种依据创伤发生机制的分型。其每一种类型的创伤又根据严重程度分为 3~5 型,通过对受伤时头部位置和受力方向的不同,对创伤的特点及救治方式都有一定的指导意义。见图 10-19。

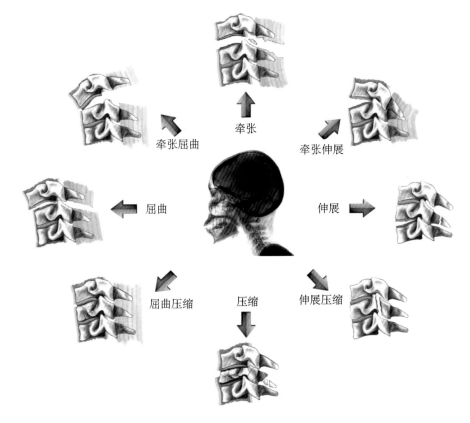

图 10-19　Allen-Ferguson 分型

### (二)AO 分型

以骨折形态为依据的分型方式,将骨折分为 A、B、C 3 种类型,如图 10-20。

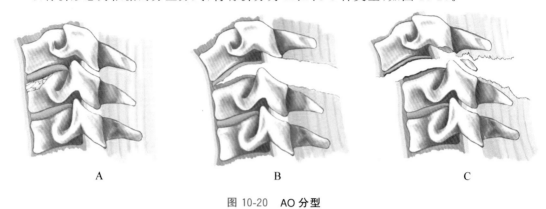

图 10-20　AO 分型

AO 分型系统分类分型层次多,类型极为详尽,很难全面掌握,A、B、C 3 种一级分类分别代表压缩型、牵张型和分离型,其下又各有亚型,亚型之下又有分类。总体来说,我们需要掌握的是 AO 分型的一级分类标准,实际上是以张力带损伤为关键点的分型,A 型为张力带完整的类型,B 型为前方或后方单一张力带断裂的类型,如果前后张力带同时断裂伴有移位或者旋转则为 C 型,这是 AO 分型的核心内容所在。

### (三)SLI(评分)

2007 年 Vaccaro 等领导的脊柱创伤研究组提出了 SLIC 评分,在 AO 分型以形态为依据的基础上,加上了神经功能指标和椎间盘韧带复合体指标,并设定了分值,使得 SLIC 评分系统可以作为临床工作中下颈椎治疗的依据。仔细分析该系统,我们可以看到椎间盘韧带复合体(DLC)同 AO 分型中所依据的前后张力带是一致的,所以 SLIC 的重要贡献是设定各项评分的分值和引进了神经功能指标。评分见表 10-1。

表 10-1　下颈椎损伤分型 SLIC(sub-axial injury classification)

| | 评分 |
|---|---|
| **骨折形态** | |
| 无损伤 | 0 |
| 压缩型 | 1 |
| 爆裂型 | 2 |
| 牵张型 | 3 |
| 旋转及移位 | 4 |
| **椎间盘韧带复合体** | |
| 完整 | 0 |
| 不确定 | 1 |
| 确定断裂 | 2 |
| **神经损伤情况** | |
| 无损伤 | 0 |
| 神经根损伤 | 1 |
| 脊髓完全损伤 | 2 |
| 不完全损伤 | 3 |
| 持续性压迫 | 1 |

若总评分<4 分选择非手术治疗,>4 分以手术治疗为主,评分等于 4 分时应根据具体情况酌情处理。系统中的神经功能评分并没有完全以 ASIA 评分为依据,抛开定位检查使之更为简洁,并且明确表述,不完全脊髓损伤比完全性脊髓损伤高 1 分,而伴有相应节段持续性脊髓压迫的要额外加 1 分,反映出该评分系统是立足于指导临床治疗的。SLIC 评分系统为下颈椎损伤手术或非手术治疗提供了较为客观的依据,该分类系统简便、易于掌握,对临床手术或非手术治疗的选择具有明确的指导作用,但在指导具体手术治疗上仍存在一定的不确定性,无法对手术入路进行判断。

**（四）AOspine 分类系统**

2015 年 Vaccaro 与 AOspine 组织合作提出下颈椎创伤 AOspine 分类系统，根据骨折形态、小关节创伤、神经功能和患者特异因素 4 方面对颈椎创伤进行评估。

在这个全新的分类系统中，因为沿用了 AO 的骨折形态学分类，所以去除了 SLIC 评分系统中的 DLC 因素；考虑到下颈椎中侧块损伤对颈椎稳定性的影响（单侧 30％以上），系统中加入了小关节损伤指标；并且首次引入了患者特异性因素这一重要因素。

1.**骨折形态** A：无张力带创伤；B：前方或后方张力带创伤；C：前后方张力带创伤，造成椎体分离移位。

（1）A 型损伤：椎体压缩性损伤。

A 型损伤累及前部结构（椎体和或椎间盘），包括临床不明显的损伤，如横突或棘突骨折。更严重的 A 型损伤出现椎体爆裂骨折伴椎体后部向后突入椎管，不伴有 PLC 的损伤及移位。A 型更进一步分为 5 个亚型。

A0 亚型：椎体附件如横突或棘突骨折，在下颈椎还包括椎板骨折及无明显骨折的脊髓中央管综合征。

A1 亚型：椎体边缘压缩或嵌入骨折伴单个终板骨折，不累及椎体后壁。

A2 亚型：劈裂或钳夹样骨折，骨折线累及上下终板，但无椎体后壁损伤。

A3 亚型：不完全爆裂骨折椎体骨折影响单一终板伴任何累及椎体后壁和椎管的损伤，

A4 亚型：椎体骨折累及上下终板和椎体后壁。当 A2 型椎体劈裂或钳夹样骨折累及椎体后壁时归为 B 型骨折，下颈椎骨折线累及椎板但不伴有后方张力带损伤的也归为此类。见图 10-21～图 10-25。

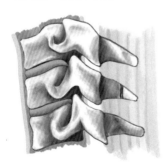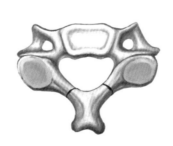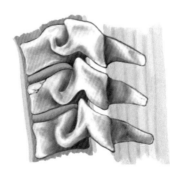

图 10-21 **A0 亚型**
椎体无骨折或不明显的横突或棘突骨折

图 10-22 **A1 亚型**
椎体边缘压缩或嵌入骨折伴单个
终板骨折，不累及椎体后壁

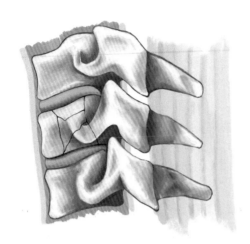

图 10-23　**A2 亚型**

劈裂或钳夹样骨折,骨折线累及上下终板,但无椎体后壁损伤

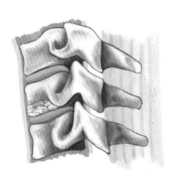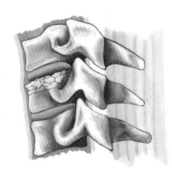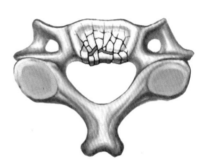

图 10-24　**A3 亚型**

椎体骨折影响单一终板,累及椎体后壁和椎管

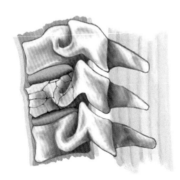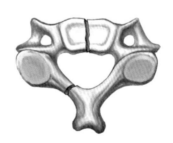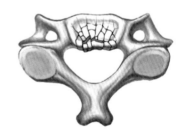

图 10-25　**A4 亚型**

椎体骨折累及上下终板和椎体后壁

(2)B 型损伤:张力带损伤。

B 型损伤累及前方或后方张力带,B2、B3 型损伤常伴有椎体 A 型骨折,从 B2 型骨折开始,所有骨折类型均累及两个以上椎体及相关的椎间盘。

　　B1 亚型：后方张力带的单一骨性结构破坏延伸至前方椎体，也就是常说的"Chance 骨折"，不像 B2 亚型常累及一个椎间隙水平，B1 亚型仅累及单一椎体。

　　B2 亚型：后方张力带损伤伴或不伴骨性结构破坏，损伤结构可能为骨性、关节囊、韧带等。

　　B3 亚型：损伤累及前方张力带或造成前方结构的分离（椎体/椎间盘）。损伤可经椎间盘或椎体本身（见于强制性脊柱炎），完整的后方结构铰锁限制了整体移位。见图 10-26～图 10-28。

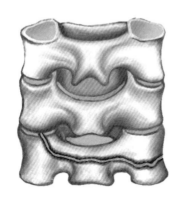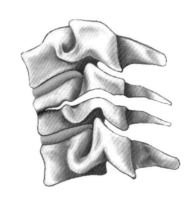

图 10-26　**B1 亚型**

后方张力带骨性结构破坏延伸至椎体前方

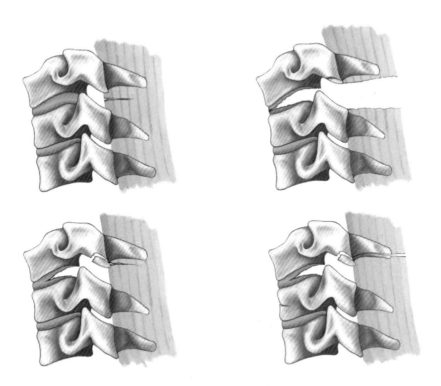

图 10-27　**B2 亚型**

后方关节囊韧带或骨性关节完全断裂或分离

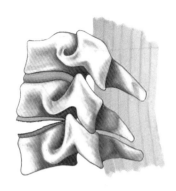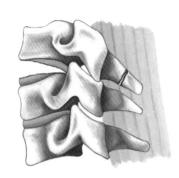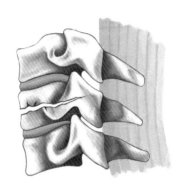

图 10-28　B3 亚型

损伤累及前方张力带或造成前方结构的分离（椎体/椎间盘）

（3）C 型损伤：移位/分离损伤。

C 型损伤的特点是脊柱骨折节段头尾端在任何平面上的移位超出了正常的生理范围，由于 C 型骨折不稳定—节椎体相对于另一节椎体具有分离、移位、旋转趋势，所以无须再分亚型。C 型损伤也可能合并其他亚型骨折，合并相关的椎体骨折亚型都应单独的分类。见图 10-29。

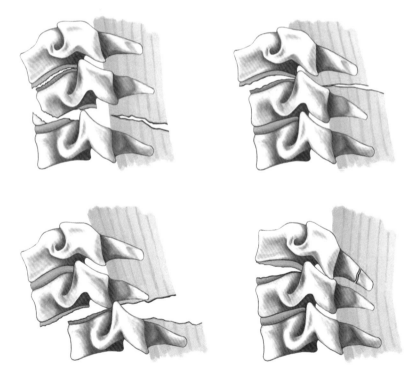

图 10-29　C 型损伤

特点是脊柱骨折节段头尾端在任何平面上的移位超出了正常的生理范围

2. 下颈椎损伤分型中的小关节损伤 下颈椎损伤分型中包含小关节损伤,下颈椎椎体无损伤或伴轻微损伤时,小关节损伤决定了颈椎剩余稳定性,这是将小关节损伤单独分类的主要原因。下颈椎损伤分型中包含 4 种小关节损伤类型,当小关节出现多种损伤类型是,以级别高的损伤类型为准,当椎体双侧关节同时损伤时,先描述右侧再描述左侧。

F1 型:关节损伤无移位,骨折块小于 1cm,累及侧块小于 40％。

F2 型:关节损伤具有潜在不稳性,骨折块大于 1cm,累及侧块超过 40％或侧块移位。

F3 型:椎弓根或椎板破坏导致侧块漂浮,引起上下关节突分离。

F4 型:关节脱位或半脱位。见图 10-30～图 10-33。

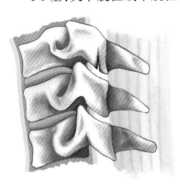

图 10-30　**F1 型**
小关节无移位骨折

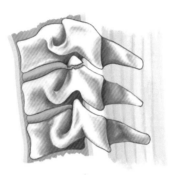

图 10-31　**F2 型**
关节损伤具有潜在不稳性,
骨折块大于 1cm,累及侧块超过
40％或侧块移位

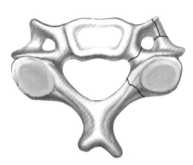

图 10-32　**F3 型**
椎弓根或椎板破坏导致侧块漂
浮,引起上下关节突分离

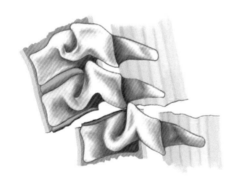

图 10-33　**F4 型**
关节脱位或半脱位

3. 神经功能障碍分级 神经功能状态分为 5 级:

N0:神经功能正常。

N1:短暂的神经功能障碍。

N2:存在神经根损伤的症状或体征。

N3:不完全的脊髓或马尾神经损伤。

N4:完全性脊髓损伤。

NX 神经功能待定(用来表示一些特殊患者,多见于颅脑损伤,中毒,气管插管或镇静等而无法完成神经系统检查患者)

4. 患者特异因素　包括:

M1:后方关节囊韧带复合体创伤。

M2:严重颈椎间盘突出。

M3:僵硬/代谢性骨病。

M4:椎动脉创伤。

AOspine 分型是一种全面且简洁的评价系统,目前具有相对较高的可信度。

以上的每一种分型和评分都有其优点,但也很难完全以其中某一种分型来指导我们临床中对于下颈椎创伤进行判断,因而必须全面掌握各种分型方法,结合临床病例以指导诊断和治疗。在实际工作中,采用 Allen 及 AO 分型进行影像学分析,对下颈椎创伤患者推荐应用 SLIC 评分和 AOSpine 分类系统,以便对创伤的关键指标进行评估,从而以重建张力带、恢复稳定性和神经减压的原则来选择手术入路。

## 二、Dvorak 循证指南

脊柱创伤研究组根据 SLIC 分类系统,制订了下颈椎创伤手术治疗指南:Dvorak 循证指南,对以下常见创伤类型制定了较为详细的临床治疗指南,也是我们临床实际工作中的重要参考标准,包括:

- 颈脊髓中央创伤综合征。
- 压缩/爆裂骨折。
- 牵张性创伤。
- 小关节半脱位/对顶创伤。
- 移位/旋转。

见图 10-34～图 10-38。

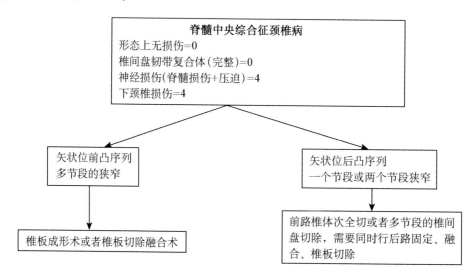

图 10-34　伴椎管狭窄的颈脊髓中央创伤综合征手术治疗指南

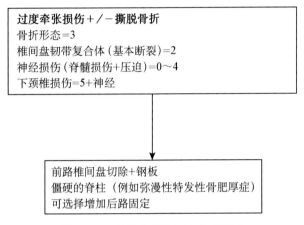

**椎体爆裂骨折**
形态=2
椎间盘韧带复合体(基本完整)=0
神经损伤(脊髓损伤+压迫)=2，3，4
下颈椎损伤=4～6

前路椎体次全切+融合器或者植骨移植(异体和自体)前路颈椎钢板

图 10-35　**压缩-爆裂骨折手术治疗指南**

**过度牵张损伤+／－撕脱骨折**
骨折形态=3
椎间盘韧带复合体(基本断裂)=2
神经损伤(脊髓损伤+压迫)=0～4
下颈椎损伤=5+神经

前路椎间盘切除+钢板
僵硬的脊柱（例如弥漫性特发性骨肥厚症）
可选择增加后路固定

图 10-36　**牵张性创伤手术治疗指南**

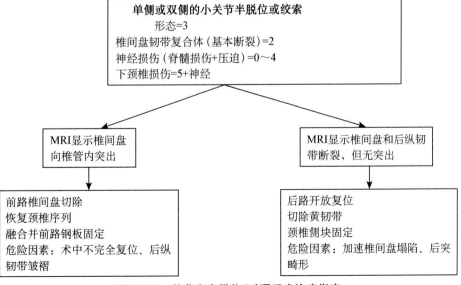

**单侧或双侧的小关节半脱位或绞索**
形态=3
椎间盘韧带复合体(基本断裂)=2
神经损伤(脊髓损伤+压迫)=0～4
下颈椎损伤=5+神经

MRI显示椎间盘向椎管内突出

MRI显示椎间盘和后纵韧带断裂，但无突出

前路椎间盘切除
恢复颈椎序列
融合并前路钢板固定
危险因素：术中不完全复位、后纵韧带皱褶

后路开放复位
切除黄韧带
颈椎侧块固定
危险因素：加速椎间盘塌陷、后突畸形

图 10-37　**关节突半脱位/对顶手术治疗指南**

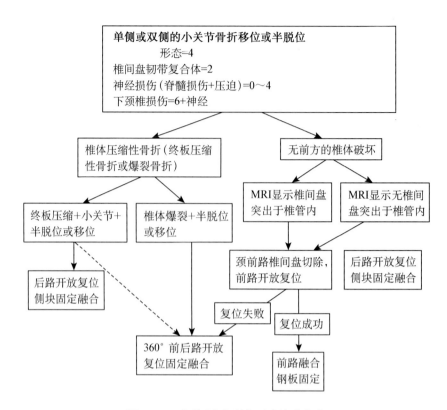

图 10-38　旋转/移位创伤手术治疗指南

结合以上指南,我们对下颈椎创伤作出以下手术入路总结:

(1)爆裂骨折合并脊髓创伤,建议前路手术。

(2)伸展牵张性创伤或不伴撕脱骨折,建议前路手术。

(3)屈曲牵张性创伤,无椎间盘创伤,首选后路,有椎间盘突出,可选前路手术;存在椎体骨折和双侧小关节脱位,建议行前后路联合手术。

(4)旋转/剪力创伤,无椎体骨折但存在椎间盘突出行前路手术,无椎间盘时行后路手术;存在椎体骨折或前路复位失败时,行前路后手术。

(5)中央型脊髓创伤根据脊髓受压节段数及颈椎生理前凸情况选择前路或后路手术。

## 三、临床病例

**病例 1**

• 男性,27 岁。高处坠落致头颈部疼痛伴四肢感觉运动障碍。

• 查体:颈痛,上肢尺侧、躯干乳头平面以下,双下肢、会阴部浅感觉消失,双上肢肱二头肌、肱三头肌、伸腕肌、手内肌肌力Ⅲ级,双下肢肌力Ⅰ级。

• 诊断:颈 6 椎体爆裂性骨折。影像学检查见图 10-39 及图 10-40。

根据影像学资料分级评分:AO 分型＝A2,AOspine 骨折分型:A2 型,ASIA＝C 级,SLIC 评分＝6 分(爆裂 2 分＋DLC1 分＋脊髓不完全创伤 3 分)。

结合骨折分型、SLIC 评分及 Dvorak 循证指南,选择前路前路椎体切除及植骨融合术。

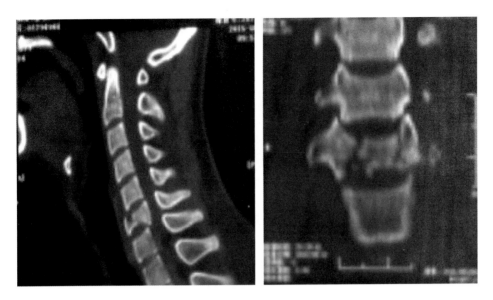

图 10-39　颈椎三维 CT 显示颈 6 椎体爆裂性骨折累及上下终板,但未累及椎体后壁

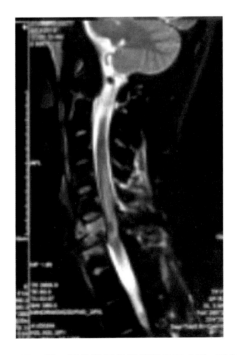

图 10-40　颈椎 MRI 显示颈 6 椎体骨折并脊髓损伤及水肿,后方韧带复合体受累

术后影像学检查见图 10-41 及图 10-42。

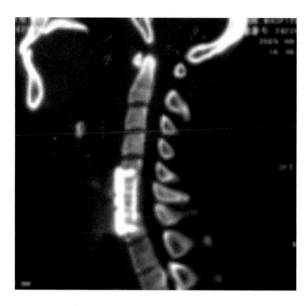

图 10-41　术后 CT 显示颈椎前曲恢复,内固定位置满意

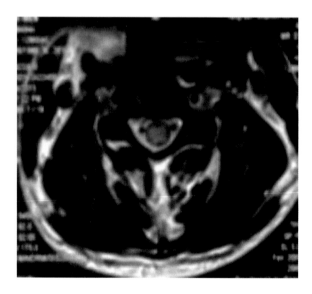

图 10-42　颈椎 MRI 显示脊髓减压满意

*病例 2*

• 男性,16 岁。车祸致头颈部疼痛、四肢感觉活动障碍 4h。

• 查体:颈部压痛,叩击痛,$C_4$ 平面以下浅感觉减退,双上肢肱二头肌、三头肌肌力Ⅲ级,双侧伸腕肌肌力Ⅰ级,双下肢各肌群肌力 0 级,双侧膝反射未引出,双侧病理征阴性。

• 诊断:①$C_4$ 椎体爆裂性骨折;②$C_4$ 椎体脱位。术前影像学检查见图 10-43 及图 10-44。

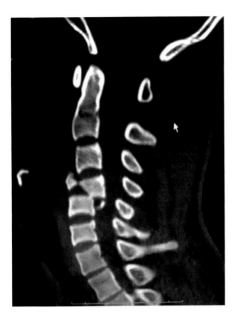

图 10-43　颈椎 CT 显示 $C_4$ 椎体爆裂骨折，累及上下终板及椎体后壁

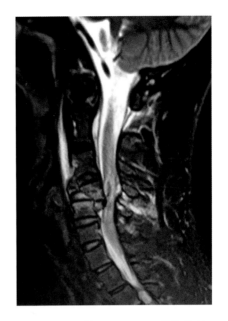

图 10-44　颈椎 MRI 显示 $C_5$ 椎体骨折，脊髓损伤水肿，后方韧带结构累及

　　根据影像学资料分级评分：ASIA＝C 级；AOspine 骨折分型：A4 爆裂性骨折；SLIC 评分：爆裂骨折 2 分＋DLC 创伤 2 分＋不完全脊髓创伤 3 分＝7 分。结合骨折分型、SLIC 评分及 Dvorak 循证指南,选择前路前路椎体切除及植骨融合术复位。术中情况见图 10-45 及图 10-46。

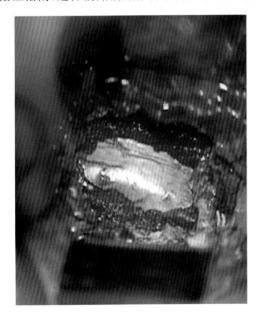

图 10-45　术中经前路切除 $C_4$ 椎体及后纵韧带后,椎管内减压满意

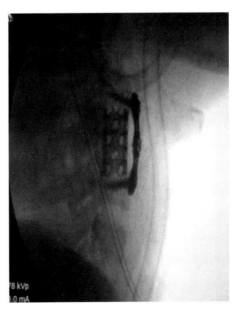

图 10-46　术中 C 臂透视显示钛笼及钉板位置满意,颈椎曲度恢复

**病例 3**

- 女性，43 岁，车祸致四肢感觉活动障碍 3h。
- 查体：C$_5$ 平面以下深浅感觉减退，双上肢肱二头肌、三头肌肌力、伸腕肌肌力 I 级，双下肢各肌群肌力 0 级，四肢腱反射未引出，双侧病理征阴性。
- 诊断：①C$_5$ 椎体脱位；②C$_5$ 不完全性脊髓创伤；③继发性颈椎管狭窄。

术前、术中情况见图 10-47～图 10-51。

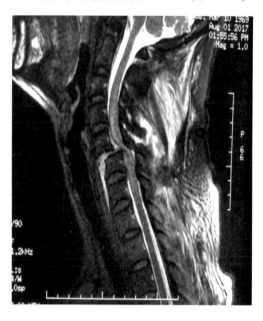

图 10-47　颈椎 MRI 显示 C$_5$ 椎体脱位，髓核脱出，脊髓受压水肿，DLC 损伤

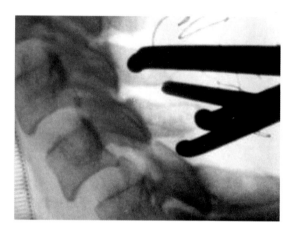

图 10-48　术中 C 臂透视显示关节突对顶，提示旋转脱位

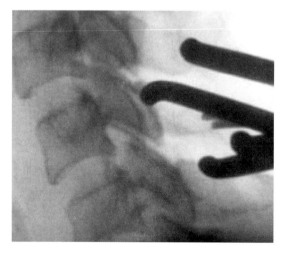

图 10-49　术中先后路牵引下提拉复位

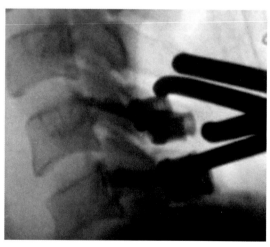

图 10-50　后路复位后 C$_{5\sim6}$ 侧块固定

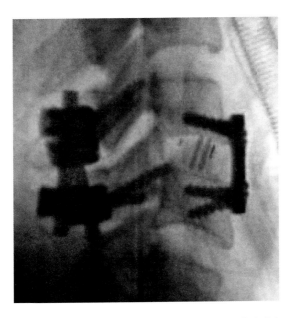

图 10-51　前路行 $C_{5/6}$ ACDF 后显示脱位纠正,曲度良好

根据影像学资料分级评分:ASIA＝B 级;AOspine 骨折分型:C 型旋转脱位骨折;SLIC 评分:关节绞索 4 分＋DLC 创伤 2 分＋不完全脊髓创伤 3 分＝9 分。结合骨折分型、SLIC 评分及 Dvorak 循证指南,选择后路复位减压固定＋前路 ACDF。

# 第三节　胸腰椎创伤

脊柱骨折占全身骨折的 5％～6％,其中胸腰段骨折最常见,占脊柱骨折的 75％～90％。胸腰椎骨折最常累及的节段是胸腰段($T_{11}$～$L_2$),约占胸腰椎骨折的 60％,其发生率在 7.5/100 000～117/100 000,主要原因在于胸腰段是相对固定的胸椎后凸和相对活动较多的腰椎前凸的移行处,是小关节方向变化的衔接点,是生物力学的一个薄弱区。胸腰椎创伤的致病机制及其后的病理改变,不仅与胸腰椎的解剖特点和生理功能相关,而且与暴力的性质、患者受伤的位置有密切关系。脊柱骨折较长合并的严重并发症是脊髓创伤,发生率在 15％～30％,且常合并神经、内脏创伤,致残率较高。按发生率来讲,创伤常发生于以下三个节段:$T_{11}$～$L_1$ 节段(52％)、$L_1$～$L_5$ 节段(32％)以及 $T_1$～$T_{10}$ 节段(16％)。

暴力是引起脊柱骨折的主要原因,分为间接暴力、直接暴力、肌肉拉力以及病理性骨折。绝大多数骨折均为间接暴力所致,高处坠落足、臀部着地,或弯腰工作时重物打击背部、肩部,使躯干前屈,产生屈曲型骨折。少数患者下落途中背部因物体阻挡使脊柱过伸,导致伸直性创伤。直接暴力所致的胸腰椎创伤较少。肌肉拉力往往导致脊柱附件如横突、棘突骨折。脊柱肿瘤或其他骨病,在轻微外力下即可造成骨折,是为病理性骨折。从暴力的性质、患者受伤的位置来看,如果患者高处坠落或滑到后坐地,冲击力从下向上传递,创伤的部位多位于胸椎下部和腰椎上部。如果患者受重物砸伤,冲击力则从上向下传递,创伤的部位多位于上胸椎;在实际创伤过程中,患者所受的外力较复杂,多由两个或多种创伤机制所致,所以表现的创伤类型也多种多样。

## 一、胸腰椎创伤分型

目前关于胸腰椎骨折的分型方法有多种,如 Denis 分型、AO 分型、TLICS 分型及 AOSpine 分级等,上述分型基于不同的侧重点进行分级或分型,各有优点和局限性,临床实际工作中常需结合多个分型来决定治疗方案。先将临床常用的胸腰椎骨折分型系统阐述如下。

### (一)Denis 分型

Denis 等学者于 1983 年首次描述了脊柱不稳定的 Denis 三柱模型理论,这种模型将脊柱分为前柱、中柱和后柱。前柱包括前纵韧带、椎体的前半部分及椎间盘的前半部分,中柱包括后纵韧带,椎体的后半部分及椎间盘的后半部分,后柱包括棘突、关节突、椎弓根、黄韧带、棘间韧带和关节囊。Denis 等学者将胸腰段创伤分为主要创伤和次要创伤,主要创伤分为 4 大类型(16 个亚型不再赘述):压缩骨折、爆裂骨折、屈曲-分离型骨(安全带骨折)折及骨折脱位。次要创伤包括:棘突及横突骨折、峡部骨折及关节突骨折。Denis 理论主要是建立在脊柱 X 线的基础上提出的,具有一定的局限性。随着影像学技术的发展,CT、MRI 可以提供比 X 线更详细的脊柱创伤相关信息,如骨折的解剖、后纵韧带复合体等,因此需要一种新的分类方法来指导临床工作。见图 10-52。

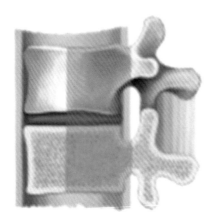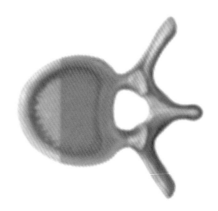

图 10-52　Denis 三柱模型

### (二)AO 分型

Magerl 在 Denis 理论的基础上,通过 CT 把胸腰段骨折分为 6 种类型,包括:楔形压缩骨折、稳定爆裂性骨折、不稳定爆裂骨折、Chance 骨折、屈曲-分离型骨折及平移型骨折。AO 分型是基于创伤形态而提出的,将创伤类型主要分为 A、B、C 三型,然后根据骨折的形态、位置、移位的方向和韧带创伤情况分为 53 种不同的亚型,在临床应用较为复杂。见图 10-53。

1. **椎体压缩**　A1 为压缩骨折,A2 为劈裂骨折,A3 为爆裂骨折。

2. **牵张性创伤**　B1 为后方韧带撕裂,B2 为后方骨性撕裂,B3 为经间盘前方创伤。

3. **旋转性创伤**　C1 为 A 型创伤合并旋转创伤,C2 为 B 型创伤合并旋转创伤,C3 为剪切旋转创伤。

无论是 Denis 分型,还是 AO 分型都只是对骨性结构的创伤程度进行了逐级分类,但对骨

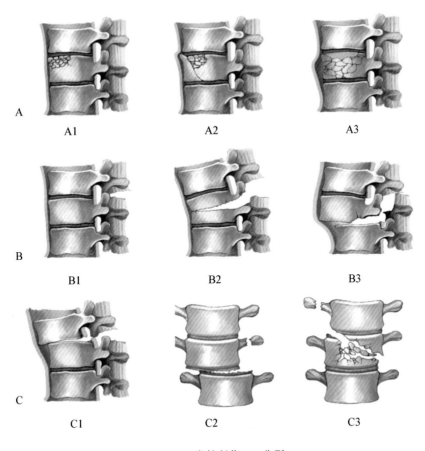

图 10-53 **脊柱创伤 AO 分型**

折稳定性并没有确切的判定标准,也没有将神经功能创伤程度包含在内,因此对于非手术患者及手术患者没有具体的临床指导意义。

**(三)TLICS 分型**

2005 年美国脊柱创伤研究小组制订了胸腰段脊柱脊髓创伤程度评分系统(thoracolumbar injury classification and severity score,TLICS)。该系统包含 3 个方面:创伤形态、后方韧带复合体(PLC)状态及神经功能。TLICS 评分系统是一种评价胸腰段创伤的简单分类方法,其根据影像学、神经功能创伤程度和后纵韧带复合体的完整性对患者进行评分。患者分数≤3 分,建议非手术治疗;患者分数=4 分,可手术治疗;患者分数≥5 分,应该手术治疗。TLICS 评分系统是目前应用较广的一种分类方法,评分方法相对简单,对临床治疗有较强的指导价值。然而 TLICS 评分系统的有效性还需要进一步充分验证。

TLICS 评分较后来推出的 SLIC 评分早了 2 年,二者在评分指标上有着非常强的相似性。见表 10-2 及表 10-3。

表 10-2　胸腰椎创伤分类和严重程度评分（TLICS）

| 参　　数 | 得　　分 |
|---|---|
| **形态** | |
| 压缩 | 1 |
| 爆裂 | 2 |
| 移位/旋转 | 3 |
| 牵拉 | 4 |
| **神经学/损伤** | |
| 完整 | 0 |
| 神经根性损伤 | 2 |
| **脊髓/脊髓圆锥损伤** | |
| 完全性 | 2 |
| 不完全性 | 3 |
| 马尾综合征 | 3 |
| **后纵韧带复合体** | |
| 完整 | 0 |
| 不确定 | 2 |
| 断裂 | 3 |

表 10-3　治疗建议

| 总得分 | 治疗建议 |
|---|---|
| ≤3 | 非手术治疗 |
| 4 | 可手术治疗 |
| ≥5 | 手术治疗 |

#### （四）Lord-sharing 分类

McCormack 等根据 Denis 的三柱理论及 X 线、CT 检查提出了对骨折严重程度评估的 Lord-sharing（载荷分享）分类方法，即根据侧位 X 线片后凸畸形的程度、CT 矢状面椎体骨折粉碎的程度和 CT 很断面骨折块移位的程度进行评分，每项 3 分。见图 10-54～图 10-56。

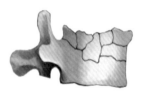 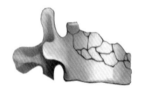 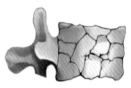

<30%=1　　　　　30%～60%=2　　　　　>60%=3

图 10-54　矢状面骨折粉碎程度

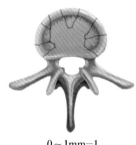 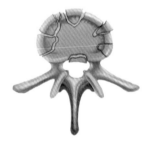 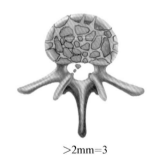

0～1mm=1　　　　　1～2mm=2　　　　　>2mm=3

图 10-55　横断面骨折块位移程度

<4°=1　　　　　4°～9°=2　　　　　>9°=3

图 10-56　矢状位后凸角度

该评分系统主要用于评估脊柱前柱骨折后脊柱轴向对抗负荷能力,根据 Lord-sharing 分型,评分小于 6 分可行后路手术,7 分或以上时行前路手术,7 分以上且合并脊柱脱位时行前后路联合手术。这是选择手术入路十分有价值的一个评分系统。

**(五)改良 AOspine 胸腰椎创伤分类系统**

2013 年 Vaccaro 等对 1994 年 AO 分类系统进行了改良,提出 TLAOSIS 系统,该分类系统整合了 Magerl 分类系统和 TLICS 分类系统的优势,综合考虑了骨折形态(A、B、C)、神经功能(N)、患者既往疾病状况(M)等对手术决策的影响可能性,为指导临床实践,规范临床诊疗等提供参考。见表 10-4。

表 10-4　AO spine 胸腰椎损伤新分类系统形态学分型

**骨折形态**

A 型:压缩骨折

AO 亚型-微损伤

<table>
<tr><td></td><td>A1 亚型-边缘压缩</td></tr>
<tr><td></td><td>A2 亚型-劈裂骨折或钳夹样骨折</td></tr>
<tr><td></td><td>A3 亚型-不完全爆裂骨折</td></tr>
<tr><td></td><td>A4 亚型-完全爆裂骨折</td></tr>
</table>

B 型:张力带破坏

B1 亚型-单节段骨性后部张力带损伤

<table>
<tr><td></td><td>B2 亚型-后部张力带损伤</td></tr>
<tr><td></td><td>B3 亚型-过伸伤</td></tr>
</table>

C 型损伤移位/分离损伤

**神经功能状态**

N0 神经功能正常

<table>
<tr><td></td><td>N1 短暂的神经功能障碍</td></tr>
<tr><td></td><td>N2 存在神经根损伤的症状或体征</td></tr>
<tr><td></td><td>N3 不完全脊髓或马尾神经损伤</td></tr>
<tr><td></td><td>N4 完全性脊髓损伤(ASIA 分级中的 A 级)</td></tr>
<tr><td></td><td>NX[1]</td></tr>
</table>

**病例特异的修正参数**

M1 表示骨折伴有影像学检查(如 MRI)或临床检查发现的不确定的张力带损伤情况[2]

M2 表示病人特异的合并症[3]

注:1. 因颅脑损伤、中毒、多发伤、气管插管或镇静而无法完成神经系统检查者;

2. 该修正指数对骨折结构稳定,而软组织存在损伤患者是否需要选择手术治疗具有指导意义;

3. 这些合并症可能会对患者的手术决策造成影响。M2 修正参数包括但不限于强制性脊柱炎、风湿情况、弥漫特异性骨骼肥大症、骨质疏松或者手术节段皮肤损伤者

TLAOSIS 分型系统中对骨折形态的分型也做出了改良,根据创伤机制将骨折形态分为 A、B、C 三大类,其中 A、B 型细分为 5 型和 3 型,较 1994 年版 AO 分类系统更加简洁实用。见图 10-57 至图 10-67。

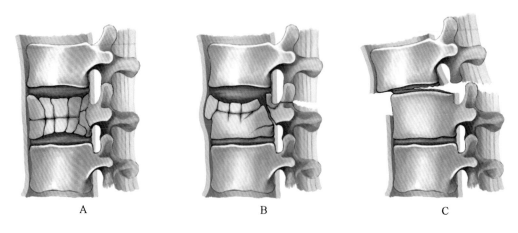

图 10-57 TLAOSIS 分型系统 A、B、C 3 大类

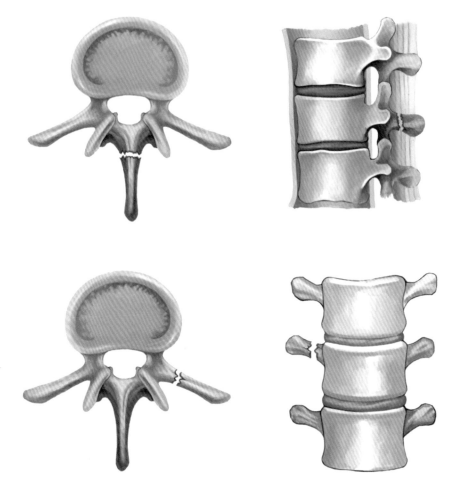

图 10-58 A0:微创伤

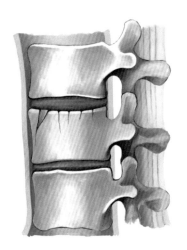
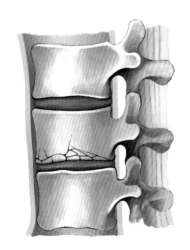

图 10-59　A1:边缘压缩

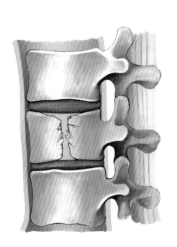
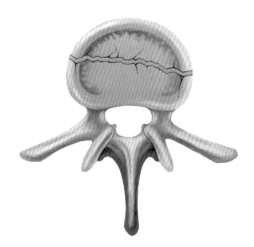

图 10-60　A2:钳夹样骨折

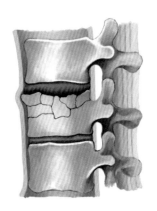
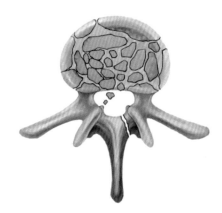

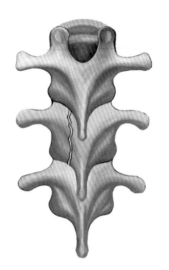
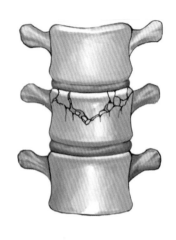

图 10-61　A3：不完全爆裂性骨折

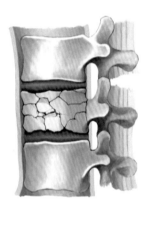
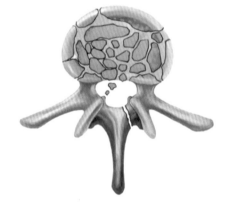

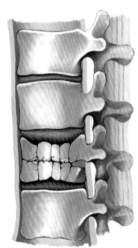
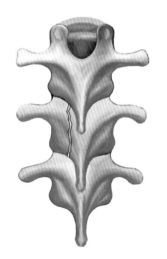

图 10-62　A4：完全性爆裂骨折

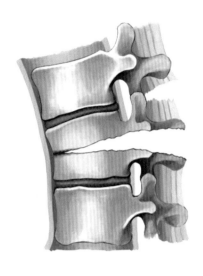
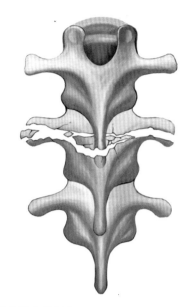

图 10-63 B1:单节段后方骨性张力带创伤

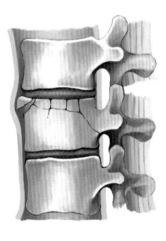
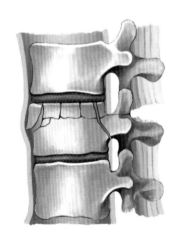
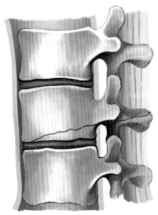
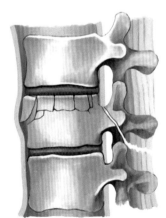

图 10-64 B2:后方张力带创伤

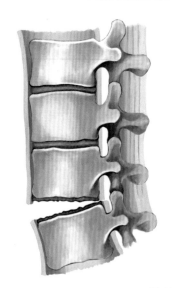
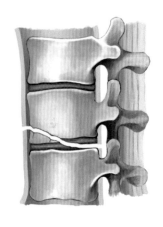

图 10-65　B3:过伸伤

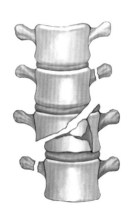
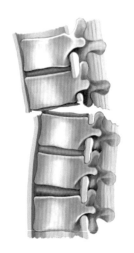
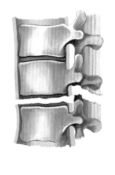

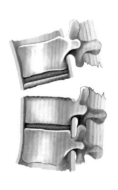
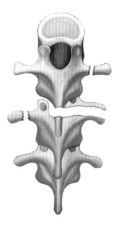

图 10-66　C:创伤移位/分离创伤

TL AOSIS 分型系统全面、细化的将各类因素综合到评分当中,从而根据评分结果指导临床治疗,评分≤3 分建议保守治疗,>5 分建议手术,4～5 分保守或手术治疗均可。见表 10-5。

胸腰椎创伤按其创伤部位、程度、范围以及个体特征不同,临床表现和体征有很大差别。

对于无内脏、神经创伤的单纯胸腰椎骨折患者来说,表现为局部疼痛,往往程度剧烈,患者活动受限,而有些患者疼痛程度较轻或无任何临床症状。查体骨折部位有明显压痛及叩击痛,变换体位后疼痛症状加重。骨折后腹膜后血肿刺激自主神经,可致肠蠕动减弱,患者可出现腹胀、腹痛、大便秘结等症状。

胸腰段创伤患者常合并其他部位的创伤,如肺部血气胸、腹部脏器创伤及脊髓、神经根创伤等。胸腰椎骨折创伤脊髓或马尾,导致创伤平面以下的运动、感觉、膀胱和直肠功能障碍、下肢迟缓性瘫痪,反射减弱或消失,其特点随脊髓创伤的程度和平面而异。脊髓创伤按程度轻重分为脊髓震荡、脊髓不完全创伤、脊髓完全创伤。

(1)脊髓震荡:脊髓创伤早期,表现为不完全瘫痪,24h 内开始恢复。往往是一种回顾性诊断,在患者神经功能完全恢复后做出。光学显微镜下脊髓无明显病理改变,或有小范围渗出或散发出血点。

表 10-5　胸腰椎骨折 AO 分型

| 分型 | 分数 |
| --- | --- |
| **A 型——压缩性损伤** | |
| A0 | 0 |
| A1 | 1 |
| A2 | 2 |
| A3 | 3 |
| A4 | 5 |
| **B 型——牵张带损伤** | |
| B1 | 5 |
| B2 | 6 |
| B3 | 7 |
| **C 型——移位损伤** | |
| C | 8 |
| **神经症状** | |
| N0 | 0 |
| N1 | 1 |
| N2 | 2 |
| N3 | 4 |
| N4 | 4 |
| NX | 3 |
| **患者特定的修正** | |
| M1 | 1 |
| M2 | 0 |

(2)脊髓不完全性创伤:不完全性脊髓创伤指创伤节段以下残留部分脊髓功能,可表现为以下 4 种综合征:①中央束综合征:最常见,上肢受累重于下肢;②前束综合征:运动功能丧失,但本体感觉触压觉保留;③后束综合征:比较罕见,丧失本体感觉触压觉保留,运动功能保留;④Brown-Sequard 综合征:同侧运动功能丧失,对侧痛温觉丧失。

(3)脊髓完全性创伤:完全性脊髓创伤的标志是脊髓休克期后创伤节段以下感觉、运动和括约肌功能。胸腰椎圆锥创伤($S_{3～5}$)表现为骨盆肌麻痹,鞍区、会阴部感觉障碍,膀胱直肠功能失控,肛门反射和球海绵体反射阴性者为完全性圆锥创伤。马尾神经创伤表现为大腿、小腿足部及会阴部皮肤感觉减退或消失。

根据患者的伤情,首先应该关注气道通畅,呼吸循环稳定,然后对患者进行全身和神经系统的详细查体。神经系统的查体应按照美国脊柱创伤协会(American spinal injury association,ASIA)的脊髓创伤标准神经分类方法进行检查,详细检查运动功能、皮节感觉及腰骶神经根的功能评估和反射情况。

疑胸腰椎创伤的患者,应该首先拍摄胸腰椎 X 线片,平片是最初的筛查手段,价格便宜且检查速度快,可以根据需要拍摄正位、侧位、斜位或其他位置。

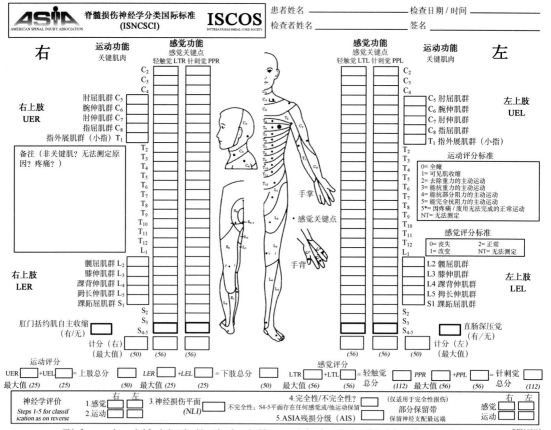

图 10-67　ASIA 脊髓损伤评分表

CT 检查对骨性结构、椎管形态显示良好,较 X 线检查有更多的优越性,可清晰显示骨折的部位及移位的方向、范围,观察脊柱创伤情况以及椎管形态,初步判断有无受压、梗阻等改变,了解椎管狭窄程度。三维 CT 检查可以发现椎体旋转脱位及侧移位,CT 检查有助于了解椎管形态和脊髓受压情况。但 X 线、CT 检查对软组织结构显示欠佳。

对于神经创伤或意识不清的患者推荐进行紧急的 MRI 检查,MRI 对于脊髓、椎间盘和韧带创伤比 CT 具有明显的优势,可以显示脊髓创伤的部位、病变程度以及椎间盘、韧带创伤情况,椎管内血肿在 $T_2$ 像为低信号,水肿在 $T_2$ 像为高信号。

对于 TLIC 评分≤4 分或 TL AOSIS 评分≤5 分可保守治疗的患者,可选择闭合性牵引复位、支具、石膏、卧床和镇痛药物等保守治疗方式。其目的主要是维持脊柱稳定性及防治并发症。

对于急性胸腰椎创伤手术治疗可以重建局部的稳定性,恢复椎体的高度、序列和曲度,接触脊髓神经压迫,为神经功能恢复创造条件,并可使患者尽早活动,降低相关并发症发生率。但关于手术指征、手术时机、手术入路、是否内固定等选择仍存在争议。

此前有研究表明,脊髓灰质创伤后 1h 将出现不可逆性改变,白质在创伤 72h 后出现不可逆性创伤。目前的观点认为对于进行性加重的脊髓及马尾创伤应尽早急诊手术,对于不完全或完全性脊髓创伤应早期手术治疗。但关于早期手术的时间点(24h、48h、72h)仍存在一定争议。考虑到伤后患者一般需要经历转运、术前检查、评估等过程,建议伴有脊髓、马尾神经创伤的患者应尽可能在 24h 内手术治疗,解除脊髓、神经压迫,利于神经功能恢复。对于无脊髓创伤的胸腰椎骨折患者建议伤后 72h 内手术治疗,可降低相关并发症发生率。

胸腰椎创伤的手术入路有前路手术、后路手术和前后路联合手术,具体选择何种手术入路应结合患者实际情况进行具体分析。以目前最为可靠用于评估和指导胸腰椎创伤的 TLIC 系统为例,它遵循的基本原则如下:①对于存在椎体后方韧带复合体结构破坏的患者,一般需要进行后路手术;②对于存在不完全性神经功能创伤而且其影像学检查证实创伤来源于椎管前方的患者,需进行前路减压手术;③对于两种创伤均存在的患者,一般需要前后路联合手术。同时,可以结合 Lord-sharing 分类评估脊柱前柱骨折后脊柱轴向对抗负荷能力,从而决定手术入路。

对于不稳定性胸腰椎骨折,短节段固定具有创伤小、最大限度地保留脊柱运动节段等功能,但其在抗脊柱旋转及屈曲能力方面存在强度不足,而长节段固定可通过增加固定节段获得良好的稳定性,但创伤大,创伤脊柱运动节段多。因此,对于严重的胸腰段屈曲牵张性创伤、骨折脱位或者椎体严重爆裂性骨折患者,应选择长节段固定,大多数胸腰椎骨折患者短节段固定均有良好的稳定性。此外,伤椎单侧或双侧置钉有利于矫正后凸畸形和恢复伤椎高度。

胸腰椎创伤的治疗需要严格遵守创伤的治疗原则,患者的病情一旦稳定,需要进行全面的体格查体,尤其是神经系统专科查体,大多数没有神经功能症状的胸腰椎创伤多为稳定的创伤,可先采取非手术治疗,对于少数存在神经功能症状的非稳定的胸腰椎创伤多采取手术治疗,根据患者病情,可选择前、后路减压内固定手术,手术的目的在于最大程度的恢复神经功能,重建脊柱的稳定性,减少患者的痛苦,早日恢复正常的生活。

## 二、临床病例

**病例 1**

• 女性,42 岁。摔伤致腰部疼痛并双下肢感觉活动障碍 14h。
• 专科检查:呼吸 78 次/分、呼吸 91 次/分、血压 130/78mmHg,神志清醒;双上肢肌力 Ⅴ级,双下肢肌力 0 级,双侧腹股沟平面以下感觉消失,双侧巴宾斯基征阴性。

影像学检查见图 10-68 及图 10-69。

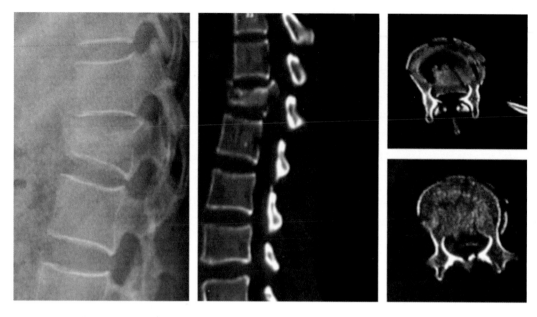

图 10-68　胸腰段 CT 显示 $L_1$ 椎体爆裂性骨折

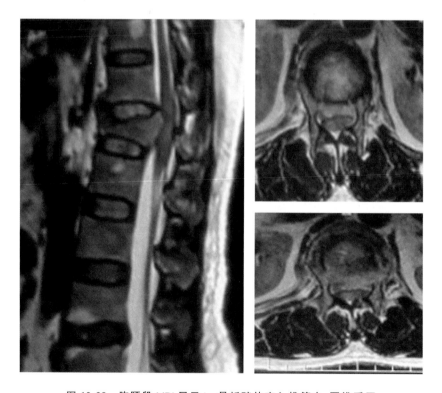

图 10-69　胸腰段 MRI 显示 $L_1$ 骨折碎片突入椎管内,圆锥受压

- 诊断

(1)脊髓创伤分级 ASIA=B级。

(2)TLICS 评分:爆裂 2 分+后方韧带创伤 2 分+不完全脊髓创伤 3 分=7 分(大于 5 分手术)。

(3)AOSpine 骨折分型:A4 型骨折→5 分、不完全性脊髓创伤 N3→4 分、后方韧带创伤 M1→1 分,TL AOSIS = 10 分(大于 5 分手术)。

- 治疗

结合 AO 骨折分型、TLICS 评分及 AOSpine 胸腰椎骨折分型评分选择后路短节段复位减压固定。术后 CT 见图 10-70。

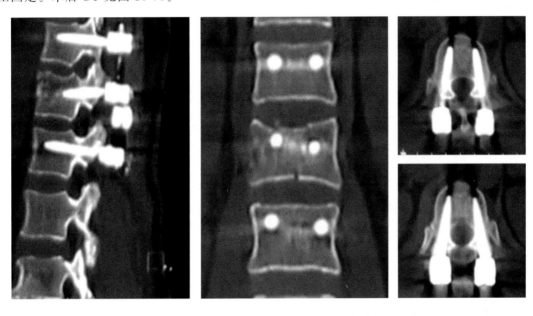

图 10-70　术后胸腰段 CT 显示后凸畸形纠正,椎管容积扩大

**病例 2**

- 男性,48 岁。摔伤致腰痛伴双下肢感觉运动功能障碍 10h。

- 查体:神志清醒,$T_{12}$、$L_1$ 棘突压痛+,双上肢肌力 Ⅴ 级,双下肢肌力 0 级,肌张力降低,腱反射减弱,双侧腹股沟平面以下感觉消失,大小便失禁,双侧巴宾斯基征阴性。

- 诊断:①$T_{12}$ 椎体爆裂性骨折;②不完全性脊髓损伤。影像学检查见图 10-71 至图 10-73。

(1)脊髓创伤分级 ASIA=C级。

(2)TLICS 评分:牵拉 4 分+后方韧带创伤 3 分+不完全脊髓创伤 3 分=10 分(大于 5 分手术)。

(3)AOSpine 骨折分型:C 型骨折→8 分、不完全性脊髓创伤 N3→4 分、后方韧带创伤 M1→1 分,TL AOSIS = 13 分(大于 5 分手术)。

- 治疗"结合 AO 骨折分型、TLICS 评分及 AOSpine 胸腰椎骨折评分选择后路长阶段复位减压固定。术后 X 线 CT 见图 10-74 及图 10-75。

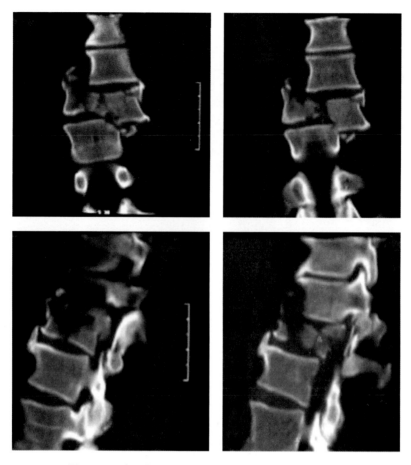

图 10-71　胸腰段 CT 显示 $T_{12}$ 椎体爆裂骨折,侧方移位

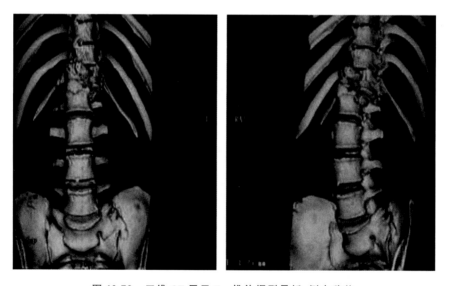

图 10-72　三维 CT 显示 $T_{12}$ 椎体爆裂骨折,侧方移位

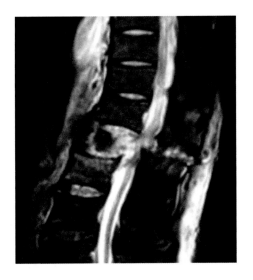

图 10-73　胸腰段 MRI 显示 T$_{12}$ 椎体骨折移位，脊髓卡压，后方韧带受累

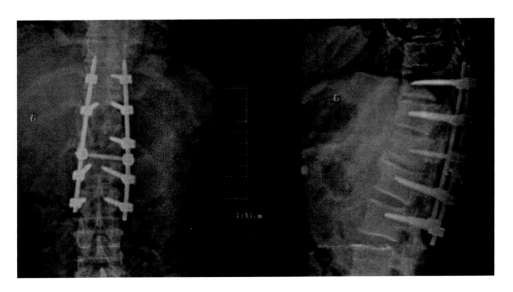

图 10-74　术后 X 线显示伤椎单侧置钉，长阶段固定后移位纠正

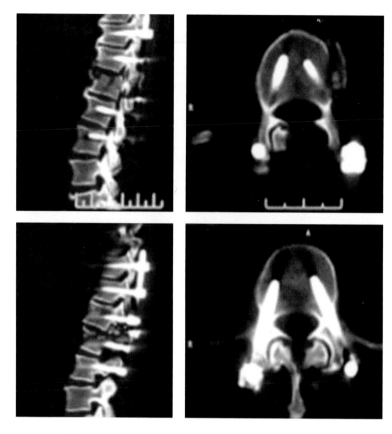

图 10-75 术后 CT 显示长阶段置钉后 $T_{12}$ 椎体被撑开

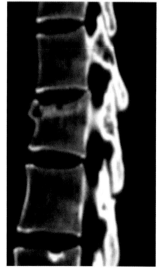

图 10-76 腰椎 CT 显示 $L_2$ 椎体上缘压缩

**病例 3**

• 女性，68 岁。摔伤致腰部疼痛 3d。

• 查体：神志清醒，$L_2$ 棘突压痛＋，四肢肌力 V 级，肌张力正常，深浅反射可引出，大小便正常，双侧巴宾斯基征阴性。CT 检查见图 10-76 及图 10-77。

• 诊断：$L_2$ 椎体压缩性骨折。

(1)脊髓创伤分级 ASIA＝E 级。

(2)TLICS 评分：压缩 1 分＋后方韧带完整 0 分＋脊髓功能完整 0 分＝1 分(小于 5 分保守)。

(3)AOSpine 骨折分型：A1 型骨折→1 分、脊髓功能正常 N0→0 分、后方韧带完整 M0→0 分，TL AOSIS＝1 分(小于 5 分保守)。

• 治疗：结合 AO 骨折分型、TLICS 评分及 AOSpine 胸腰椎骨折分型评分选择保守腰围外固定治疗，考虑患者高龄，骨质疏松症，防止再次压缩性骨折及后凸畸形，选择经皮 PKP 手术方案。术后 CT 见图 10-78。

272

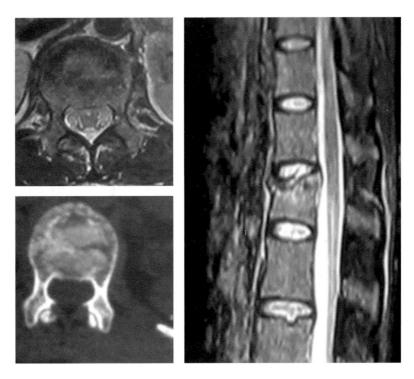

图 10-77 腰椎 MRI 显示 L₂ 椎体上终板骨折,脊髓未见受压

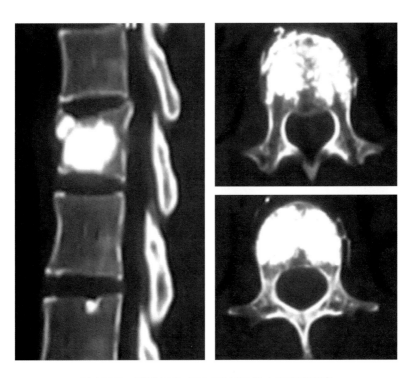

图 10-78 双侧 PKP 术后 CT 显示骨水泥成像满意

**病例 4**

• 男性,27 岁。坠落伤致腰背部疼痛 6h。

查体:神志清醒,腰棘突压痛＋,双上肢肌力Ⅴ级,双下肢肌力Ⅰ级,肌张力降低,腱反射减弱,双侧腹股沟平面以下感觉消失,大小便失禁,双侧巴宾斯基征阴性。影像学检查见图 10-79 至图 10-81。

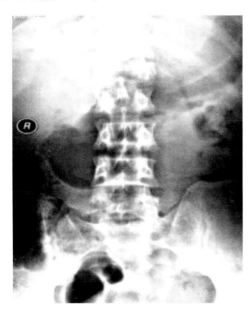

图 10-79 正位腰椎 X 线显示 L₁ 压缩性骨折

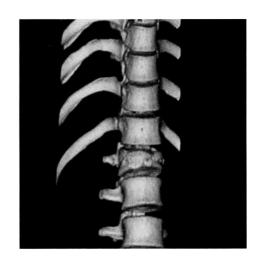

图 10-80 腰椎三维 CT 显示 L₁ 压缩骨折,后凸畸形

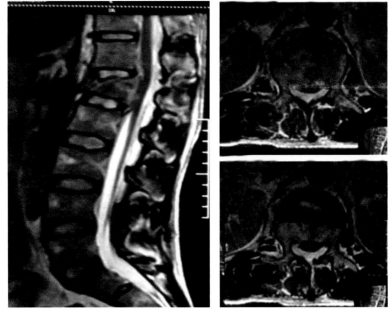

图 10-81 腰椎 MRI 显示 L₁ 椎体压缩骨折,圆锥受压,后方张力带损伤

诊断:①L₁ 压缩性骨折;②不完全性脊髓创伤。

(1)脊髓创伤分级 ASIA=D 级。

(2)TLICS 评分:牵拉 4 分+后方韧带创伤 3 分+不完全脊髓创伤 3 分=10 分(大于 5 分手术)。

(3)AOSpine 骨折分型:B2 型骨折→6 分、不完全性脊髓创伤 N3→4 分、后方韧带创伤 M1→1 分,TL AOSIS = 11 分(大于 5 分手术)。

· 治疗:结合 AO 骨折分型、TLICS 评分及 AOSpine 胸腰椎骨折分型评分选择后路短节段复位固定。术后检查见图 10-82 至图 10-84。

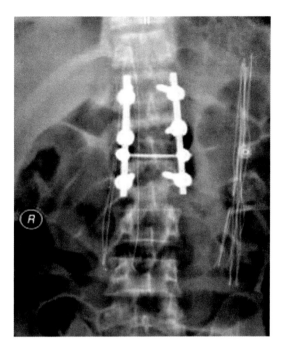

图 10-82 术后 X 线片显示内固定情况

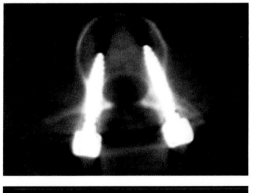
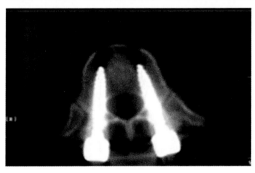
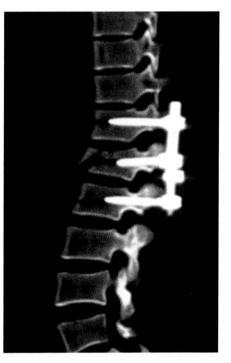

图 10-83 术后腰椎 CT 显示伤椎双侧置钉加压后复位

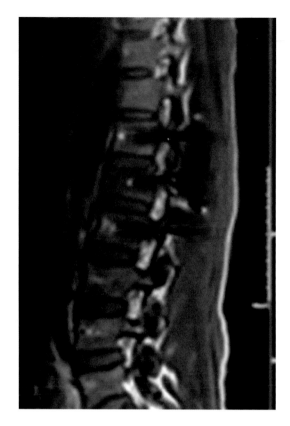

图 10-84　腰椎 MRI 显示术后椎管容积恢复

# 第 11 章

# 脊柱肿瘤稳定性评价
# 及处理原则

# 第一节　脊柱肿瘤外科治疗基本原则

脊柱肿瘤外科治疗的最高目标是彻底切除局部病灶,控制或避免局部复发,使患者获得长久的生存。然而,脊柱的各种不同肿瘤的生物学特性有着显著差异,患病个体之间的病情更是千差万别,应该针对不同性质的肿瘤和不同的患病个体确定个体化的外科治疗目标。

## 一、脊柱肿瘤的外科分期

目前最常采用的脊柱肿瘤的外科分期是 WBB 分期(Weinstein,Boriani,Biagini)(图 11-1)和 Tomita 分期(图 11-2)。这两个分期依据肿瘤侵及的解剖结构与边界的不同而做了区分,对手术方式、技术原则、切除边界都提出了具体的指导意见。

WBB 分期是在脊椎的横断面上,以脊髓为中心,顺时针分为 12 个象限,每个象限由外至内分为 5 层(A—E):A—椎旁软组织;B—外层骨皮质;C—骨质深层;D—椎管内硬膜外;E—硬膜下。

Tomita 脊柱肿瘤分型共分 3 类 7 个亚型,与 WBB 分期相比,更加简单、直观,易于实施。

A. 肿瘤局限于脊椎骨质内。Ⅰ 型:肿瘤单独位于椎体、椎弓根或椎板;Ⅱ 型:肿瘤位于椎体或椎板,累及椎弓根;Ⅲ 型:肿瘤累及椎体、椎弓根和椎板。

B. 肿瘤累及脊椎骨外。Ⅳ 型:肿瘤侵及椎管内硬膜外;Ⅴ 型:肿瘤累及椎旁;Ⅵ 型:肿瘤侵及相邻的椎体。

C. 多发肿瘤。Ⅶ 型:多节段或跳跃性肿瘤。

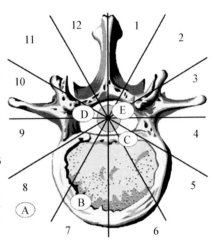

图 11-1　WBB 脊柱肿瘤分期

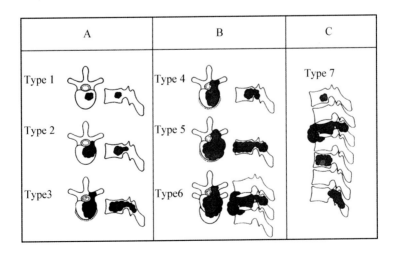

图 11-2　Tomita 脊柱肿瘤分期

## 二、肿瘤的切除边界和手术原则

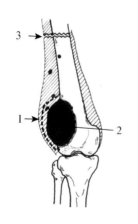

肿瘤生物学研究及临床经验表明,肿瘤切除时必须确定合理的切除边界,从而避免肿瘤组织残留;也必须要求手术操作过程中不能污染术野。脊柱肿瘤手术切除的边界遵循四肢骨肿瘤切除边界的理念,分为以下3种:

(1)"边缘性"(marginal)切除:指沿肿瘤假包膜(反应性组织)外切除。

(2)"瘤内"(intralesional)切除:在肿瘤内部经瘤切除,这种手术方式意味着残留肿瘤背膜和部分瘤体。

(3)"广泛性"(wide)切除:指切除的边界范围在肿瘤的假包膜外还有一层正常组织(图11-3)。

**图 11-3  肿瘤切除方式**

1. 沿肿瘤假包膜外切除;2. 瘤内切除;3. 广泛性切除

脊柱肿瘤的切除方式分为两种:整块切除(en-bloc)和分块切除(piece-meal)。En-bloc 切除意为整块切除肿瘤,且肿瘤完全被一层正常组织包绕。分块切除,实际上是指肿瘤包囊内分块刮除(curettage)。

## 三、脊柱转移瘤的外科治疗

脊柱转移瘤比原发肿瘤常见,约占所有脊柱肿瘤的 95%。在中国主要的脊柱转移瘤来自肺癌、乳腺癌、肾癌、前列腺癌、胃肠道癌等癌瘤的转移。脊柱转移癌的治疗涉及多学科协作完成,其治疗方案往往涉及原发癌、转移癌的病情评估。由于脊柱转移时可能发生脊髓和神经的压迫,椎体骨质的破坏可能发生病理性骨折和严重的疼痛,因此,脊柱转移瘤的手术治疗常常是治疗方案中的重要一环。

脊柱转移瘤的手术指征目前认为有以下 4 点:

(1)肿瘤压迫脊髓和神经根引起肢体瘫痪和(或)疼痛。

(2)肿瘤破坏椎体骨结构使脊柱不稳定。

(3)肿瘤对骨质的破坏引起严重的疼痛。

(4)患者的机体状况,经综合判断其预期生存期在 6～12 个月或以上。

目前国际上针对脊柱转移瘤的生存预后评分,主要根据脊柱转移瘤的原发肿瘤生长特性、有无内脏转移、脊柱外骨转移的数量等因素对脊柱转移瘤患者的生存期进行预测,并对手术方式和治疗目标给出建议。目前最常用的是 Tomita 脊柱转移瘤预后评分(表 11-1)和 Tokuhashi 脊柱转移瘤预后评分(表 11-2)。

脊柱转移瘤的手术方式目前包括:

(1)椎板切除＋压迫脊髓的肿瘤分块切除＋后路内固定手术。这是目前最常采用的手术方式,手术的目的在于减压与重建稳定,而非追求肿瘤的完全切除。

(2)当转移瘤局限于单一节段的椎体内,原发癌为来自乳腺、前列腺、肾、直肠、甲状腺的癌转移时,原发癌已经完全切除,而没有发现脏器和骨骼转移时,如果患者的生存期超过 2 年,可以考虑施行 en-bloc 切除。

表 11-1 Tomita 脊柱转移瘤预后评分

| 影响因素 | 评分 |
|---|---|
| **原发肿瘤** | |
| 进展缓慢 | 1 |
| 进展中等 | 2 |
| 进展迅速 | 4 |
| **内脏转移** | |
| 可以控制 | 2 |
| 无法控制 | 4 |
| **骨转移情况** | |
| 单发或孤立 | 1 |
| 多发 | 2 |
| **总分** | 预期生存期 |
| 2～4 分 | >2 年 |
| 5～6 分 | 1～2 年 |
| 7～8 分 | 6～12 个月 |
| 9～10 分 | <3 个月 |

缓慢生长肿瘤:乳腺癌、甲状腺癌、前列腺癌、睾丸癌;中速生长肿瘤:肾癌、子宫癌、卵巢癌、结直肠癌;快速生长肿瘤:肺癌、胃癌、食管癌、鼻咽癌、肝癌、胰腺癌、膀胱癌、黑色素瘤、骨肉瘤,原发灶不明癌

表 11-2 Tokuhashi 脊柱转移瘤预后评分

| 项目 | 评分 | | 治疗策略 |
|---|---|---|---|
| 1 Karnofsky 评分 | 差(10～40) | 0 | 0～8 分 |
| | 中等(50～70) | 1 | ELD<6 个月 |
| | 优良(80～100) | 2 | 保守治疗 |
| 2 脊柱外骨转移数 | ≥3 | 0 | |
| | 1～2 | 1 | 9～11 分 |
| | 0 | 2 | ELD>6 个月 |
| 3 椎体转移数量 | ≥3 | 0 | 姑息性手术 |
| | 2 | 1 | |
| | 1 | 2 | 12～15 分 |
| 4 重要脏器转移 | 不能切除 | 0 | ELD≥12 个月 |
| | 可以切除 | 1 | 切除性手术 |
| | 无转移 | 2 | |
| 5 原发癌 | 肺、骨、骨肉瘤、食管、胰腺 | 0 | |
| | 肝胆及来源不明 | 1 | |
| | 生殖、结肠、卵巢、黑色素、平滑肌肉瘤 | 2 | |
| | 肾输尿管 | 3 | |
| | 直肠 | 4 | |
| | 乳腺、甲状腺、前列腺 | 5 | |
| 6 脊髓 Frankel 分级 | 完全性(A\B) | 0 | |
| | 不完全性(C\D) | 1 | |
| | 无 | 2 | |

ELD,预测生存时间(estimated life duration)

281

## 四、脊柱肿瘤稳定性评估与重建

脊柱肿瘤的破坏会引起脊柱的不稳定,手术治疗过程也会引起的医源性不稳。重建脊柱稳定性是脊柱外科医生需要高度重视的一环。临床上,若条件允许,应在脊柱肿瘤手术时一期重建脊柱稳定性,以便患者术后早期活动,减少长期卧床带来的各种并发症。

脊柱肿瘤的本身对骨质的破坏及肿瘤的广泛性切除会影响脊柱的三柱稳定性,术后稳定性的重建方法有骨水泥、钛网、人工椎体以及前后钉板、钉棒等内固定系统。对于脊柱良性骨肿瘤,需要在肿瘤切除的同时,重建坚强的稳定,促进植骨融合。而对于脊柱恶性肿瘤或脊柱转移瘤,术后的放、化疗措施会影响手术部位的植骨融合,建议采用长节段坚强内固定,而保留脊柱的活动节段已不是主要的问题。

目前采用脊柱肿瘤稳定性评分来(SINS, spine instability neoplastic scale)对脊柱肿瘤的稳定性进行术前评估(表11-3)。该评分从脊柱肿瘤的部位、疼痛、骨质破坏、脊柱畸形、椎体塌陷程度和附件受累情况6个方面进行评价,总分18分,0~6分认为是稳定状态,7~12分是可能不稳定,13~18分是不稳定。

**表11-3 脊柱肿瘤稳定性评分(SINS, spine instability neoplastic scale)**

| 影响因素 | 得分 | 影响因素 | 得分 |
|---|---|---|---|
| 1 部位 | | 4 影像学脊柱序列 | |
| 交界阶段(枕骨~$C_2$、$C_7$~$T_2$、$T_{11}$~$L_1$、$L_5$~$S_1$ | 3 | 滑脱 | |
| 运动节段($C_{3~6}$、$L_{2~4}$) | 2 | 新的畸形(后凸/侧凸) | 4 |
| 相对固定节段($T_{3~10}$) | 1 | 正常 | 2 |
| 固定节段($S_{2~5}$) | 0 | | 0 |
| 2 疼痛 | | 5 椎体塌陷 | |
| 存在 | | 大于50% | 3 |
| 偶有疼痛、非机械性 | 3 | 小于50% | 2 |
| 无疼痛 | 1 | 无塌陷但累及椎体超过50% | 1 |
| | 0 | 以上均无 | 0 |
| 3 骨病灶性质 | | 6 附件受累情况 | |
| 溶骨性 | 2 | 双侧 | 3 |
| 混合型 | 1 | 单侧 | 1 |
| 成骨性 | 0 | 无 | 0 |

注:0~6分,稳定;7~12分,可能不稳定;13~18分,不稳定

脊柱肿瘤治疗方案的确定时,脊柱的稳定性是非常重要的一环。如果患者的SINS评分是7~12分(可能不稳定),或13~18分(不稳定),选择治疗方案时就必须要考虑采用椎体骨水泥注射或钉棒系统内固定来提高前柱强度或者重建三柱的稳定性。

# 第二节　脊柱肿瘤治疗方案和内固定技术临床病例

**病例 1**

- 男性,51 岁。
- 右手无力,肌肉萎缩 2 年。
- 诊断:$C_{6\sim7}$,$T_1$ 右侧椎体脊索瘤累及椎旁组织。
- 肿瘤分期:WBB 分期:3~5,A~D。Tomita 分期:B Ⅵ。
- MRI(图 11-4),术中标本及术后复查(图 11-5,图 11-6)。

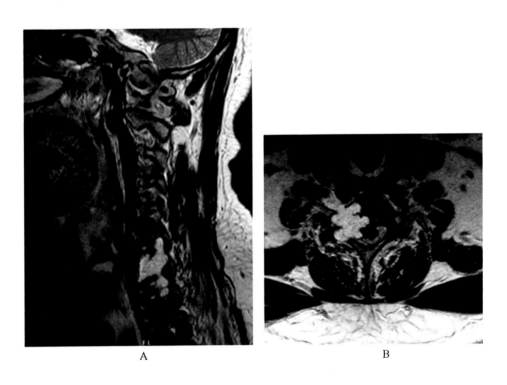

A　　　　　　　　　　　　　B

图 11-4 　(A~B)MRI 提示右侧 $C_{6\sim7}$,$T_1$ 椎体占位,累及椎旁组织

【手术】　采用前后路联合手术,首先完成后路 $C_{6\sim7}$,$T_1$ 椎板减压＋后路钉棒固定。然后完成前路肿瘤 en-bloc 切除＋人工椎体植入＋钛板固定(图 11-5,图 11-6)。

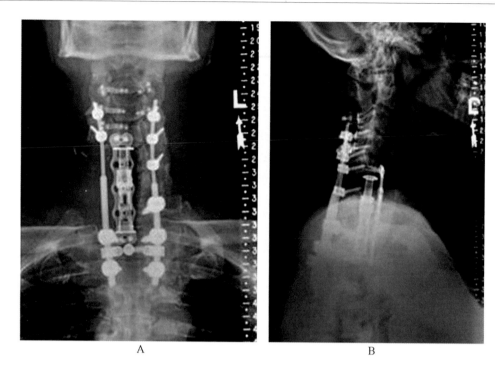

图 11-5 (A~B)术后复查 X 线片显示后路钉棒固定位置满意,前路肿瘤切除后人工椎体植入,钛板位置良好

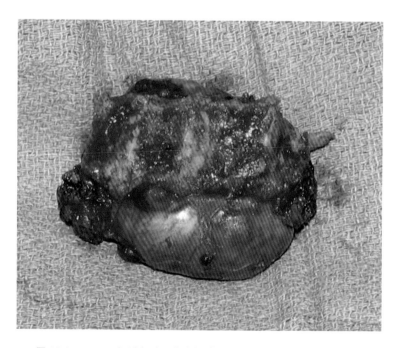

图 11-6 enbloc 切除标本,肿瘤包膜完整,可见切缘的正常骨组织

**病例 2**

- 男性,74 岁。
- 胸背部疼痛 3 个月。5 年前有阴囊皮肤癌手术史,术后行局部放疗和全身化疗。

• 术前诊断椎体多发转移癌。脊柱肿瘤 WBB 评分：3～10，B～D；Tomita 评分：C Ⅶ（图 11-7 至图 11-9）。

• 脊柱肿瘤预测生存期：Tomita 评分：5 分；Tokuhashi 评分：10 分，SINS 评分：9 分。

【手术】 行后路 T₇ 椎体转移癌分块切除＋钛笼植入＋T₅~₉ 椎弓根螺钉植入术。

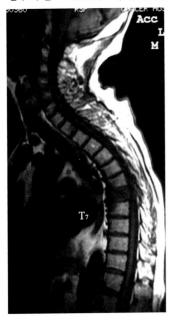

图 11-7 MRI 矢状位提示 T₇ 椎体病变

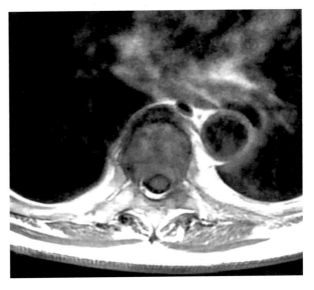

图 11-8 胸椎 MRI 轴位提示椎体病变造成椎管内硬膜外压迫

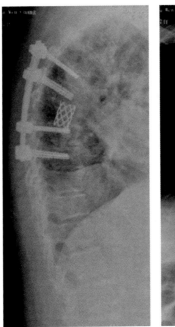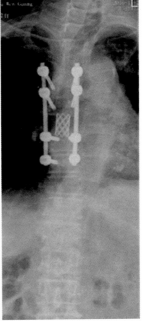

图 11-9 术后复查 X 线片显示 T₇ 椎体切除后，钛笼植入位置及椎弓根螺钉固定位置满意

**病例 3**

- 男性,43 岁。
- 下肢无力,行走困难 1 年。
- 诊断:胸椎多发椎体血管瘤($T_{1\sim5}$)。脊柱肿瘤评分:WBB 评分:1～8,B～D; Tomita 评分:C Ⅶ。
- 术前术后影像(图 11-10 至图 11-12)

【手术】 患者首先进行微导管介入栓塞,减少 $T_5$ 椎体血管瘤供血。2d 后行胸椎后路 $T_5$ 椎体血管瘤切除＋骨水泥注入＋$T_{3\sim7}$ 椎弓根螺钉固定术。

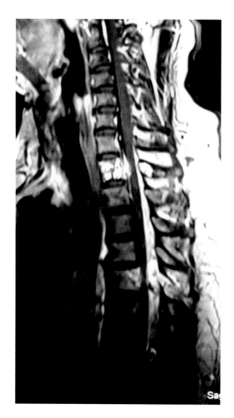
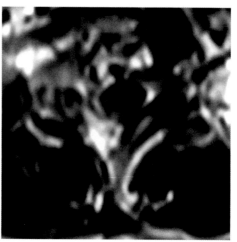

图 11-10 A～B:术前 MRI 提示 $T_{1\sim5}$ 椎体血管瘤,脊髓受压;MRI 轴位提示 $T_5$ 血管瘤累及椎体和右侧椎弓根

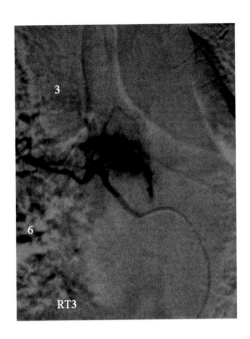

图 11-11　术前 DSA 造影提示 T<sub>5</sub> 椎体血管
　　　　　瘤染色丰富

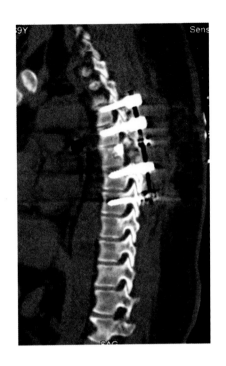

图 11-12　术后复查胸椎 CT 三维重
　　　　　建,提示螺钉固定位置满
　　　　　意,T<sub>5</sub> 椎体后缘可见注入的
　　　　　骨水泥

# 第12章

# 取骨技术及骨融合

## 一、骨生物学

尽管内固定技术的采用可以使脊柱获得即刻的稳定,但由于金属内固定物存在易于疲劳、松动及断裂等特性,其并不能提供长期的稳定性。要想维持永久稳定,最终还应通过骨性愈合(植骨融合)来达到。

骨主要由骨皮质及骨松质构成。骨皮质非常致密,可以抵抗压力及张力。相比之下,骨松质对压力及张力的承受力较骨皮质相差很远,但骨松质有许多独特的优点,如富含细胞成分、多孔,可以很快血管化,提供较骨皮质更好的骨融合等。

不管骨皮质还是骨松质,有机及无机成分均在不断地进行重塑,这一过程受骨细胞衍化生长因子、局部环境及生物力学等因素调节。能够增强骨愈合的蛋白因子包括骨形态形成蛋白(bone morphogenic proteins,BMPs)、胰岛素样生长因子(insulin-like growth factors,IGFs)、转移生长因子(transforming growth factors,TGFs)、血小板衍化生长因子(platelet-derived growth factor,PDGF)及纤维母细胞生长因子(fibroblast growth factor,FGF)等。其中一些蛋白因子已能够通过 DNA 技术人工合成,并有望引发骨融合技术的革命。在这些因子中,研究较多的是 BMPs。BMPs 是从骨基质中提取、具有骨诱导作用的糖蛋白,可以诱导基质细胞分化为骨细胞。但近来对 BMPs 的不良反应进行了研究,发现使用后可能造成骨过度生长甚至诱发肿瘤等情况。

## 二、植骨种类

植骨大体上可以分为自体骨、同种异体骨、异种骨(动物骨)及陶瓷骨等。

1. 自体骨　具有骨形成、骨传导及骨诱导作用,为目前最有效的植骨来源。与骨松质相比,骨皮质欠佳,主要是因为骨皮质的成骨细胞及骨细胞较少,并妨碍血管长入及骨再塑形。唯一的优点是骨皮质力学强度高。

自体骨的优点为活骨、无污染、没有排异反应等。其主要缺点为引起取骨区域的并发症,如疼痛、感染、骨折等,还可能有取骨量不足的情况。

2. 同种异体骨　与自体骨的生长融合过程一样,但速度不一样。异体骨血管长入较慢、范围也小,因此,新骨形成较慢。另外,异体骨植骨也有可能出现排异反应。但使用异体骨可以避免因自体骨取骨引起的供骨区域的并发症,骨形状可以根据需要修整,有骨量充足等优点。

3. 陶瓷骨　如硫酸钙、羟基磷灰石等,其有效性还需要临床进一步证实。陶瓷骨具有骨传导作用,没有骨生成及骨诱导作用,成骨细胞在其表面形成新骨。陶瓷骨具有生物相融性,但较正常骨强度差、易碎。通过改善陶瓷骨的强度、再吸收能力,添加骨诱导成分,如 BMP 等,有可能增加其临床的有效性。

## 三、取骨技术

1. 髂前上棘　取骨自髂前上棘后方 2～3cm 处,以防止由于髂前上棘剩余太少而引起骨折。皮肤切口平行髂峰表面,至骨膜后,以电刀平行髂峰切开骨膜,以骨膜剥离子沿骨膜下分离,以避免损伤髂腹股沟神经、股外侧皮神经及内脏、血管等,见图 12-1。

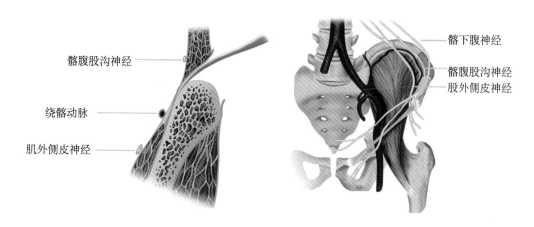

图 12-1 髂前上棘取骨

2. 髂后上棘 取骨自髂后上棘内 6～8cm 处,太向外有可能伤及臀上神经,引起臀部麻木或疼痛等,见图 12-2。皮肤沿髂后上棘弧形切开,如前所述,严格骨膜下分离。注意取骨也不可太向内,以避免损伤骶髂关节韧带。根据需要,可以取骨块,也可以取骨条或骨颗粒。

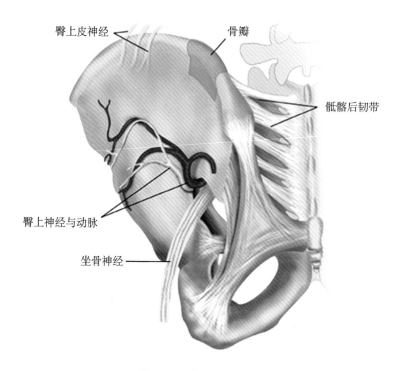

图 12-2 髂后上棘取骨

根据实际需要,肋骨、腓骨及颅骨等在必要时也可以用于取骨植骨。

取骨后的骨表面应使用骨蜡或吸收性明胶海绵彻底止血,肌肉及筋膜分层缝合。止血不彻底,有引起局部血肿的可能。

## 四、植骨床及骨块的准备

外科技术在骨融合中起着重要作用。骨的融合需要活的细胞,但在自体骨块中能够成活的骨细胞及骨母细胞很少,因此,植骨床是重要的骨生长融合的来源,见图 12-3。

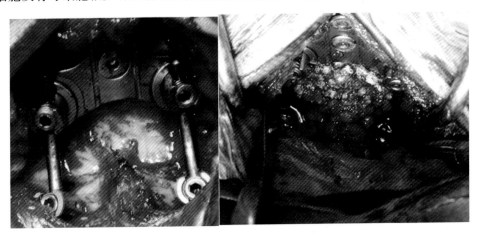

图 12-3 植骨床的准备及颗粒骨植骨后

植骨床准备过程中,需要清除病理性的或血供不好的骨组织,但应尽量减少局部组织的损伤。应尽可能使用无创伤分离技术,保持骨床良好的血供,减少骨的过度热灼。止血应尽可能用双极电凝,在骨表面使用单极电凝止血应小心。使用高速电钻时要用水冲洗,以减少产热损伤,可能的情况下,骨表面应以咬骨钳或骨刀去除骨皮质。骨关节内植骨时,需要清除关节软骨,可以用刮匙、骨刀或磨钻清除软骨,以增加关节融合概率。

骨块的准备同样重要,应清除骨块表面所有的骨膜及软组织,纤维软组织有可能导致假关节形成。自体骨应在植骨前 30min 内获取,伤口缝合时,应以健康、血供丰富的肌肉组织覆盖骨块。

## 五、骨融合的影像学评估

在影像学上,CT 扫描显示骨桥形成,动力位 X 线显示固定区域没有活动,以上为骨融合的标准,见图 12-4,图 12-5。融合失败通常表现为植骨块的逐渐吸收。影像学检查可见内固定装置周围骨块吸收、螺钉周围有透光区,见图 12-6,动力位 X 线片表现为固定节段有异常活动,提示内固定失败。

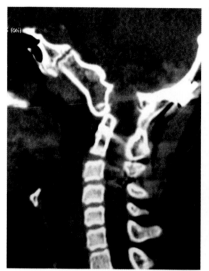
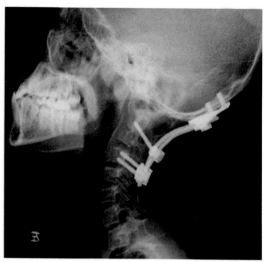

图 12-4　CT 及 X 线片显示骨桥形成

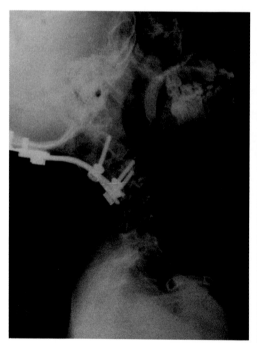
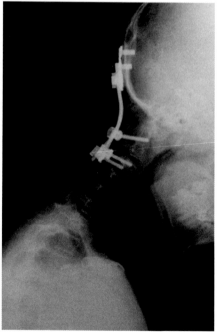

图 12-5　前屈－后伸 X 线片提示固定区域无活动

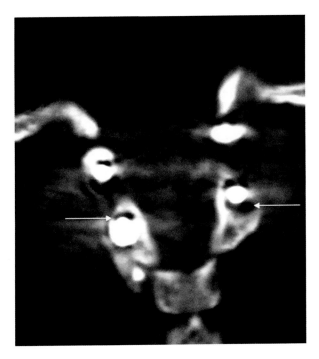

图 12-6　螺钉周围透光区提示螺钉松动,内固定失败

第**13**章

# 脊柱外固定支具

外固定支具是一种被设计用于限制部分脊柱运动的装置,是处理脊柱疾病的重要手段之一,具有维持脊柱稳定性、矫正畸形、维持矫形、脊柱术后保护等作用。支具的选择可以按照其功能、外观及力学强度要求来进行。其分类按部位可分为颈椎、胸腰椎、腰骶椎支具;按材质可分为软性、半软性、硬质支具;按功能可分为固定支具、支持支具、矫形支具、牵引支具等。本章将按照其使用部位分别介绍颈椎支具及胸腰骶椎支具。

# 第一节 颈 椎 支 具

颈椎支具的主要作用包括限制颈部运动、维持颈椎的正常生理曲度,同时还可承担部分头部重量,一定程度上减轻颈椎所受压力。由于各类颈椎支具的设计不同,其固定支撑点、颈部活动限制度、适应证、优缺点等方面也各不相同。下文将按照颈椎支具支撑点的位置来对支具进行分类介绍。

1. **颈部支具** 软质颈围(图 13-1):此类支具仅包绕于颈部周围,普遍用于颈部软组织损伤、轻度颈椎病的治疗及部分颈部手术后的支撑固定。软质颈围价格低廉,佩戴时柔软舒适。但其颈部制动效果差(限制约 20% 的颈部运动),对颈椎前屈、后伸、侧弯、旋转等运动限制较小,故不适用于伴有颈椎结构不稳的患者,如颈椎骨折、韧带损伤等情况。软质颈围可供选择的型号多种多样,在患者中认知度较高。

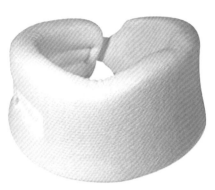

图 13-1 **软质颈围**

2. **枕-颌外固定支具** Thomas 颈围(图 13-2):其外形与软质颈围相似,但由质硬的聚乙烯材料制成,是一种结构简单的硬质颈托。它由前后两个半弧形部分组成,相对缘有尼龙搭扣以便颈围的固定。某些设计还可根据患者颈部外形及病情需要对颈围的大小和高度进行调节,同时也增加了硬质颈围的舒适性。相比于软质颈围,Thomas 颈围更为耐用,并且由于对枕部以及下颌的支撑作用更强,其限制颈部活动的效果也更明显,屈伸运动限制可达 25%,但仍不能有效限制旋转和侧弯运动。通常用于颈部急性损伤后的临时固定,颈部急性疼痛时的头部支撑或牵引,以及缓解颈椎病引起的轻度肌肉痉挛。同软质颈围相同,Thomas 颈围同样不能用于颈椎结构不稳的患者。

3. **头颈-上胸外固定支具** 相比于前文介绍的支具,此类支具不仅可以与头颈部全面接触,还能够充分接触上胸部来提供额外的稳定性。其主要限制颈椎的屈伸运动,对侧弯及旋转运动的限制仍相对较小,且对高位颈椎($C_{0\sim3}$)运动的限制最为明显。但此类支具在使用时容易出现"平行四边形效应"而降低

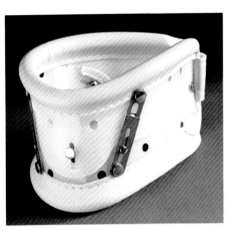

图 13-2 **Thomas 颈围**

其稳固性。所谓平行四边形效应,是指由于头颈联合运动而产生的一种非正常的颈椎相对运动,根本原因在于下颈椎和上胸椎的固定不足。此时,颈椎的前屈后伸运动相对未被阻止,下颈椎的前屈运动往往伴随上颈椎的代偿性后伸,而外支具本身实际上加剧了这种代偿的反方向运动,最终导致颈椎稳定性的丧失。下面将对常见的头颈-上胸外固定支具逐一进行介绍。

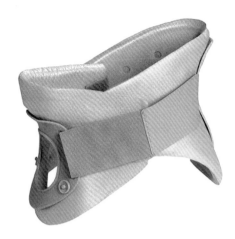

图 13-3　费城颈围

(1)费城颈围(图 13-3):由前后两部分塑质结构组成,上部呈"喙"状与下颌骨接触,下部延长部分与颈肩部接触得到支撑,佩戴舒适。其作用与传统刚性支具相仿,适用于急救时、颈椎融合术后、颈部扭伤、颈部软组织损伤以及稳定性尚好的某些颈椎骨折。由于费城颈围对支撑点压力较大,该处皮肤受压缺血产生溃疡的可能性较高,所以禁用于下颌部、枕部或上胸部皮肤不能承受压力的患者。

(2)Aspen 颈围(图 13-4):此种支具为半刚性,其结构不仅包括两片大小可调节的塑质外壳,还有一可自由拆卸的软质泡沫衬垫。佩戴时舒适感较费城颈围大大增加,并且可以提供更佳的制动效果,但其价格较高。Aspen 颈围亦可配合其颈胸部拓展支具对胸椎进行固定,此拓展部件将在后文进行进一步介绍。

(3)Miami J 颈围(图 13-5):与 Aspen 颈围相似,Miami J 颈围同样具有两片半刚性塑质支撑结构以及质软的可拆洗衬垫,并且有多种型号,在自由选择的同时还可对塑质结构进行加热塑形进一步加强贴合度,因此,造成皮肤过度压迫损伤的机会明显降低。与费城颈围相似,Miami J 颈围前片亦带有一个为气管切开患者准备的孔,并有向胸部延伸部分。相比 Aspen 颈围,以上设计在增强了患者佩戴舒适性的同时,还略微提高了支具固定的稳定性,但无配套的胸椎牵引固定部件。

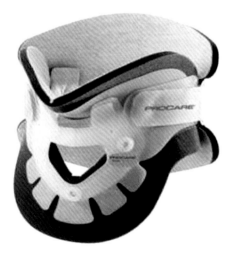

图 13-4　Aspen 颈围

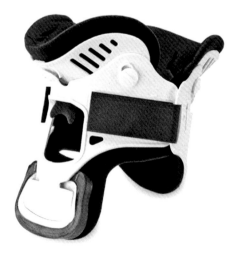

图 13-5　Miami J 颈围

（4）Malibu 颈围：同样为一半刚性两片式头颈外支具，但其衬垫无法拆卸。Malibu 颈托只有一种型号，但有多个结构可供自由调节，因此，仍可获得较佳的贴合度。与 Aspen 和 Miami J 颈围相比，Malibu 颈围前后两片结构分别突出至患者前胸和后背，这样可以在矢状面上提供更佳的稳定效果。

（5）NecLoc 颈围（图 13-6）：此为一种刚性支具，其价格低廉，便于使用，易于储存，并且能提供坚强可靠的头颈固定效果，已被广泛用于意外事故中患者院外急救的固定及搬运。NecLoc 颈围强大的制动作用源于支具的高刚性，而与此同时也带来了极高的局部皮肤压力，因此仅可短期应用此支具以避免严重的皮肤损伤。

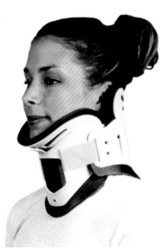

图 13-6　NecLoc 颈围

4. 头颈-下胸外固定支具　此类支具与人体接触的范围更广，从颈部向下一直覆盖至胸廓，前方常可延伸至胸骨剑突之下，后方则延伸超过 $T_3$ 棘突水平。下颌与枕骨通过数个硬质金属支架连接固定于躯干，使得其制动效果更佳，并能有效控制中、下颈椎的活动度。此支具可较好的控制颈椎矢状面屈伸运动及水平面旋转运动，但控制冠状面颈椎侧弯运动效果不佳。通常适用于中、下颈椎稳定性骨折、关节炎及颈椎融合术后。禁用于颈椎不稳定性骨折及胸背部、下颌、枕部等处皮肤不能承受压力的患者。

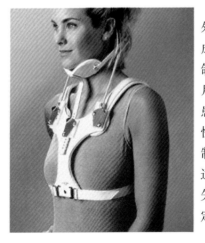

图 13-7　SOMI 支具

（1）SOMI 支具（图 13-7）：是一种常用的硬质、三柱颈胸外固定支具，由可良好贴于胸廓曲线的硬质胸前片和肩托组成。皮带经患者后方穿过肩托连接至对侧前片加以固定，下颌片连接到胸前片上以控制头部运动，患者进食时可将下颌片卸除。SOMI 支具没有后方支撑杆，因此十分适于卧床的患者使用。适当的调整支具对于良好的固定以及使用舒适性是至关重要的。SOMI 支具对上颈椎（$C_{1\sim5}$）的屈曲运动制动效果最为优秀，而对颈部伸展运动的制动效果则较差，适用于下颈椎或上胸椎稳定性骨折、颈椎融合术后、上颈椎矢状面不稳，也常用于去除头环背心式支具后的颈椎固定。禁用于颈椎或胸椎不稳定损伤的患者。

（2）Yale 支具：本质是改进型的费城颈围，在费城颈围的基础上增加了玻璃纤维的胸部延伸部分。其容易制作，且佩戴舒适。两片胸部延伸部件通过胸部的皮带连接起来，改善了对 $C_6\sim T_2$ 骨折的固定。Yale 支具的枕托部分较费城颈围向上延伸更高，增加了枕部接触面积和整体稳定性，对颈部屈伸运动均有显著的限制。与 SOMI 支具相比，其对下颈椎和上胸椎的屈伸运动限制效果更佳，但对上颈椎尤其是 $C_{1\sim2}$ 的屈伸运动限制较差。其适用范围与 SOMI 支具几乎相同。

（3）Minerva 支具（图 13-8）：此类支具最初为一头颈-胸廓铸型，虽然制动效果出色，但佩戴舒适性很差。现今的 Minerva 支具改进了材料，将铸型变为了塑质背心，背心同时向上延伸至下颌与枕后部，在制动效果不受影响的情况下大大增加了舒适性。在众多颈椎固定支具中，

Minerva 支具限制旋转运动的效果最为出色,对颈椎整体及头部运动的控制也较佳。另外,因其在使用时颈椎出现的"蛇形运动"较少,其对于矢状面上的节段运动制动效果也很明显。Minerva 支具同样适用于下颈椎及上胸椎骨折的固定。此外还可作为 Halo 支架的替代,因其制动效果与 Halo 支架相差无几,而患者大多情况更易于接受 Minerva 支具。

(4) Aspen 支具(图 13-9):如前所述,Aspen 颈胸拓展支具需与其配套的 Aspen 颈托联合使用,从而达到同时固定颈椎与胸椎的效果。Aspen 颈托通过 2～4 个支架连接于颈胸拓展支具,整体可调节性较大,因此,可在使用过程中逐级降低运动限制的程度,达到促进功能恢复的效果。其适用范围同样为下颈椎和上胸椎稳定性骨折的固定。

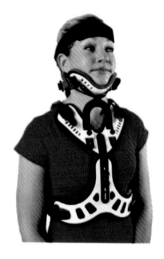

图 13-8　Minerva 支具

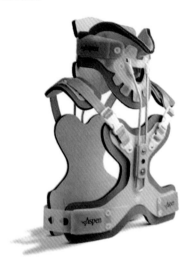

图 13-9　Aspen 支具

5. Halo 支具　Halo 支具(图 13-10)又被称为头环-背心式支具或环形骨性固定器。其通过头环将颅骨间接固定在胸部背心支具上,从而达到稳定头部及颈椎的作用。全金属头环上

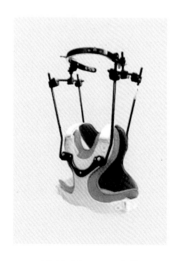

图 13-10　Halo 支具

留有小孔,金属颅骨钉穿过小孔、穿透颅骨外板以固定头部,头环由 4 个连接至胸衣的金属支柱进行固定。最初的 Halo 支具大多使用石膏背心增加贴服,但由于石膏铸型经常导致患者出现压疮,加之支具背心使用方便,现在已越来越少选择使用石膏背心进行固定。但有静态脊柱畸形的患者、儿童及其他特殊体形的患者仍适合用石膏背心。Halo 支具对颈部各方向运动的限制显著高于其他支具,是最稳固的颈椎固定方式,因此,虽然佩戴时舒适感很差并有较高的皮肤压迫损伤概率,仍被推荐应用于颈椎创伤和颈椎不稳。Halo 支具主要适用于不稳定颈椎骨折(如寰椎骨折、Hangman 骨折、齿状突骨折、颈椎压缩或爆裂性骨折)或颈椎骨折融合术后。佩戴该支具患者可早期下床行走,有利于减少呼吸系统并发症。Halo 支具禁用于合并不稳定性颅骨骨折、颅骨转移性溶骨破坏、严重骨质疏松、严重肺部疾病或针孔处皮肤损

伤的患者。

# 第二节　胸腰骶椎支具

通常,胸腰骶椎支具按照固定部位不同可分为胸腰椎支具和腰骶椎支具。此二者固定的部位相近,但支具形式与作用方式却不尽相同。

1.**胸腰椎支具**　胸腰椎支具的主要作用有限制躯干运动,维持人体姿势,用于治疗稳定性胸腰椎骨折、脊柱融合术后、某些情况下可缓解轴性疼痛。此外,还可用于脊柱畸形的矫治,治疗如脊柱侧弯、青少年圆背畸形等。其使用禁忌证包括椎体不稳定型骨折、不完全的神经损伤、影响支具使用的外伤、皮肤感觉障碍或不能受压,以及体型过于肥胖导致固定不稳或支具难以佩戴的患者。胸腰椎支具主要通过着力于胸骨、双侧肋弓、双侧髂嵴及骶骨来发挥其限制躯干运动的作用,此外,还有软性支具通过增加腹压来减轻脊柱所承受负荷。根据支具与人体软组织接触程度不同,可大体将胸腰椎支具分为有限接触型与全接触型,其二者力学特性与适用范围不尽相同。

(1)朱厄特支具(图 13-11):此支具属于有限接触型支具中比较常见的一种,又被称为屈曲控制型胸腰椎支具或伸展式胸腰椎支具,可在人体矢状面上提供一个三点弯曲力学系统,从而较好的控制胸腰椎的运动。朱厄特支具前方的胸骨托及耻骨上托产生向后的力,后方的胸腰垫产生向前的力,可有效限制胸腰段前屈,但不限制后伸。主要适用于治疗稳定的胸腰段骨折(对于该处压缩性骨折有镇痛效果)。因其不能限制脊柱的后伸或旋转运动,故不适用于不稳

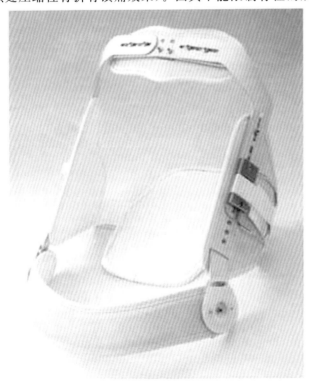
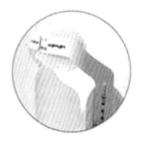
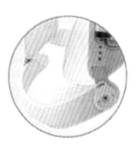

图 13-11　**朱厄特支具**

定骨折或某些病理性骨折。该支具由于与身体接触面积较小,故部分患者穿戴时有不适感。

(2)特制胸腰矫形器:全接触型胸腰椎支具为了达到与躯干完美贴合的效果,均需要用塑料板材按照躯干相应部位的石膏模型进行塑模。这类支具对 $T_8 \sim L_4$ 节段制动效果最佳,适用于相应部位创伤性椎体骨折或脊柱内固定手术术后,可提供良好的抗旋转能力。由于该支具与皮肤贴合紧密且包裹较严密,不适用于皮肤受压能力差或不耐热的患者使用。

2. **腰骶椎支具**　腰骶椎支具包括从弹力约束带到特制的全接触型支具等许多种。弹性约束带如紧身衣、运动护具或魔力贴等并不能有效限制脊柱运动,其主要作用是对薄弱的腹部肌肉提供支持、通过增加腹压提供较弱的限制躯干屈伸和旋转的效果、一定程度上限制躯体运动从而减轻疼痛,并能提醒使用者维持恰当的姿势从而避免脊柱受到不良力的作用。特制腰骶椎支具由于使用部位较胸腰椎支具更为靠下,所以其并不能像后者一样采取三点弯曲力学原理进行固定,故其使用效果通常弱于胸腰椎支具。